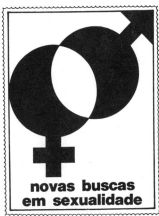

VOL. 4

Dados de Catalogação na Publicação (CIP) Internacional
(Câmara Brasileira do Livro, SP, Brasil)

C152f
Calderone, Mary Steichen.
Falando com seu filho sobre sexo : perguntas e respostas para crianças do nascimento até a puberdade / Mary S. Calderone e James W. Ramey ; [tradução de Lauro Ferreira Barbante e Maria Clara Cascato]. — São Paulo : Summus, 1986.
(Novas buscas em sexualidade ; v. 4)

Bibliografia.

1. Educação sexual para crianças 2. Pais e filhos 3. Sexo I. Ramey, James W. II. Título. III. Série.

86-0741

CDD-649.65
-612.6

Índices para catálogo sistemático:
1. Crianças : Educação sexual : Educação doméstica 649.65
2. Educação sexual doméstica : Crianças 649.65
3. Filhos e pais : Educação sexual doméstica 649.65
4. Pais e filhos : Educação sexual doméstica 649.65
5. Sexo : Fisiologia humana 612.6

FALANDO COM SEU FILHO SOBRE SEXO

perguntas e respostas para crianças
do nascimento até a puberdade

MARY S. CALDERONE
JAMES W. RAMEY

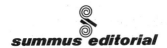

Do original em língua inglesa
*Talking with Your Child about Sex —
Questions and Answers for Children from
Birth to Puberty*
Copyright © 1983 by Mary S. Calderone
and James W. Ramey
Este livro não pode ser exportado para Portugal

Tradução de:
Lauro Ferreira Barbante e
Maria Clara Cescato (Cap. 1)

Revisão Técnica:
Dra. Arletty Pinel

Capa de:
Léa W. Storch

Proibida a reprodução total ou parcial
deste livro, por qualquer meio e sistema,
sem o prévio consentimento da Editora.

Direitos para a língua portuguesa
adquiridos por
SUMMUS EDITORIAL LTDA.
que se reserva a propriedade desta tradução.
Rua Itapicuru, 613 – 7º andar
05006-000 – São Paulo, SP
Tel.: (11) 3872-3322
Fax: (11) 3872-7476
http://www.summus.com.br
e-mail: summus@summus.com.br

Impresso no Brasil

Agradecimentos

Agradecemos a Lorna Brown por ter percebido o valor deste projeto, acolhendo-o e proporcionando apoio contínuo.

Também agradecemos a ajuda atenciosa e encorajadora de Mary Howell, que encontrou tempo em sua lotada agenda, dando-nos a tranqüilizante perspectiva exterior com relação ao material.

Agradecemos especialmente a Charlotte Mayerson, nossa editora. Sua habilidade, cooperação, paciência e amizade acompanhou-nos na tarefa de completar este livro.

Finalmente, apreciamos enormemente o apoio de Betty Ramey, que acreditou no projeto desde o início.

A

Linda		*Russel*
Francesca	nossos filhos	*Jan*
Maria		*Andy*
		Nina

Edward	nossos netos	*Miles*
Bruce		

Edward Stuart
Kenneth   nossos bisnetos
Linda Joan

e

a todas as crianças,

dedicamos este livro

MARY   JIM

There is something I dont't know
that I am supposed to know.
I don't know *what* it is I don't know,
and yet am supposed to know,
and I feel I look stupid
if I seem both not to know it
and not know *what* it is I don't know
Therefore I pretend I know it.
This is nerve-racking
since I don't know what I must pretend to know.
Therefore I pretend to know everything.

I feel you know what I am supposed to know
but you can't tell me what it is
because you don't know that I don't know what it is.

You may know what I don't know, but not
that I dont' know it,
and I can't tell you. So you will have to tell me everything.

(extraído de *Knots* [*Emaranhados*], R. D. Laing)

Há algo que não sei/e que supõe-se que eu saiba./Não sei *o que* é que não sei,/e mesmo assim supõe-se que eu saiba,/e sinto que pareço tolo/se pareço demonstro tanto não o saber/nem também saber *o que* é isso que não sei./Assim, finjo sabê-lo./Isso é exasperante/pois não sei o que devo fingir saber./Assim, finjo saber tudo./ /Sinto que você sabe o que se supõe que eu saiba/porém você não me pode dizer o que é/porque você não sabe que eu não sei o que é isso./Você talvez saiba o que eu não sei, mas não sabe/que eu não sei,/ e não posso dizê-lo. Assim, você terá que dizer-me tudo.

Índice

Prefácio	11
1. O recém-nascido e os primeiros dezoito meses	17
2. Dos dezoito meses aos três anos	30
3. Três e quatro anos	38
4. Cinco e seis anos	52
5. Dos sete aos nove anos	69
6. Dos dez aos doze anos	89
Sobre os autores	109

Prefácio

Este livro foi escrito com a finalidade de ajudar os pais a conversarem com seus filhos sobre sexo a cada fase de seu desenvolvimento e crescimento iniciais, desde a infância até o início da puberdade. A função sexual faz parte de todos os seres humanos. A nossa sexualidade é exclusiva ao ser humano porque, para nós, diferentemente de outros mamíferos, abrange muito mais que o ato sexual e a reprodução. Envolve quem e o que somos como homens e mulheres, como chegamos a sê-lo, como nos sentimos a esse respeito e como lidamos com isso numa relação. Também envolve aprendizado, reflexão, planejamento, adiamento, desenvolvimento de valores morais e tomada de decisões.

O domínio dos fatos da sexualidade aliado a um conjunto de atitudes não opressoras e regidas por princípios, que direcione nosso comportamento, é o que necessitamos para desfrutar de nossa sexualidade e para respeitar a sexualidade de outros. Não havendo isso, podemos ferir-nos e aos outros. Se quisermos diminuir as tragédias sexuais de que todos nós temos conhecimento, não apenas entre adolescentes mas também em nossa vida adulta, devemos aprender a falar sobre o assunto desde cedo — com facilidade, calor, de modo apropriado e racional e, especialmente, com carinho — com nossos filhos.

Falar sobre sexo é uma tarefa difícil para a maioria dos pais de hoje, quer com seus filhos, quer entre si. Talvez, à medida que for percorrendo as páginas deste livro, você tenha algumas surpresas — talvez mesmo alguns choques. Esperamos que você comece a sentir-se aliviado — pelo fato de que finalmente aquilo que talvez esteja inquietando e sendo para você objeto de curiosidade, desde a mais tenra infância pode ser agora abordado com tranquilidade. À medida que os pais se aprofundam em algumas dessas questões, empenhados em ajudar seus filhos, talvez algumas das dúvidas, temores e informações errôneas que trazem consigo desde a infância comecem a se dissipar ou a serem vistos em sua dimensão própria. Isso poderá possibilitar a toda família comunicar-se de modo mais tranqüilo sobre uma série de questões que podem surgir durante o período de crescimento, não apenas relativas ao sexo. É indiscutível que, quando encontram abertura e facilidade de comunicação com os pais com respeito a esse assunto tão difícil, os filhos tornam-se mais aptos a entrar na adolescência de modo mais seguro e competente.

Acreditamos que você não pretenda "mergulhar de cabeça" no problema, mas sim, começar a usar este livro aos poucos, experimentando o terreno aqui e ali. Se seu bebê é o primeiro filho, tudo fica bastante simples. Comece pelo primeiro capítulo e prossiga no ritmo marcado por você e seu filho. Porém, se sua criança é mais velha, tente uma abordagem que se encaixe no seu caso específico — talvez iniciando pelo capítulo correspondente à idade cronológica dela e, a seguir, voltando a examinar o que foi apresentado anteriormente. Para saber o que virá a seguir, continue gradativamente até o final do livro. Quanto você conhece sobre o interesse e curiosidade sexual de seu filho? Suas perguntas aparecem ocasionalmente de uma forma que você pode responder, que você não sabe como responder, se sente embaraçado ao fazê-lo, ou até mesmo acha que seu filho não deveria sequer estar perguntando? Todas essas reações fazem de você um pai totalmente normal, do mesmo modo que as perguntas de seu filho fazem dele uma criança completamente normal.

Você não precisa se pressionar com relação a tudo isso. À medida que os pais se sentem mais à vontade com respeito a essa questão, a linguagem e os fatos, fluem ao mesmo tempo que o conhecimento de que as crianças são sexuadas, têm pensamentos de cunho sexual, e têm atividade sexual, começa a parecer mais natural e cotidiano. É somente quando os pais começam a abandonar suas próprias tensões e a fazer suas observações de modo casual e no momento apropriado que os filhos começam a perceber que o sexo é um assunto aberto, e não fechado, na família. Então *todos* começam a se sentir mais à vontade.

Gaste algum tempo examinando o nível de desenvolvimento sexual de seu filho. O que você pode perceber quanto ao modo como as palavras relativas ao sexo são usadas? O que lhe parece difícil de compreender ou de lidar? A atitude de seu filho quanto à própria sexualidade parece-lhe positiva? Se perceber áreas que precisam de atenção, não se precipite tentando imediatamente pôr em dia tudo que talvez você tenha deixado de lado. Não é necessário: uma vez que a criança saiba com segurança que pode fazer-lhe perguntas sobre sexo da mesma forma que sobre outras coisas, as perguntas fluirão naturalmente e poderão ser abordadas. E lembre-se, os mesmos temas voltarão à tona outras vezes, mais tarde. Não apenas porque as crianças diferem na velocidade e ritmo de desenvolvimento, mas também porque os grandes assuntos, como a reprodução, a cada retomada, dão a oportunidade de acrescentar uma nova peça de conhecimento. Afinal de contas, mesmo sendo pai, você provavelmente esteja sempre aprendendo novas informações sobre o processo. Tente estar alerta ao modo como seu filho aborda e reage a tópicos sobre sexo. Há algo no comportamento ou atitude dele que parece exigir sua atenção? Talvez você possa perceber uma necessidade de ajuda que a criança não consegue expressar em palavras. Ou algum acontecimento envolvendo um colega de brincadeira indique a você que seu filho precisa de apoio e de ajuda. Pais que estão alertas, freqüentemente, podem resolver uma questão antes que se torne um problema.

Embora a conversa sobre sexo com os filhos seja tradicionalmente considerada uma "responsabilidade da mãe", nas famílias onde há a presença do pai essa tarefa pode (e deve, acreditamos) ser uma responsabilidade compartilhada pelos pais. Deixar a mãe empreendê-la sozinha serve apenas para roubar aos pais e filhos a grande aventura e alegria do envolvimento de *toda* a família nesse importante empreendimento.

Ambos os pais, nos momentos tranqüilos que compartilharem, acharão compensador comparar e trocar suas mais antigas lembranças sobre sexo. Lembrar-se do que aconteceu durante o crescimento pode levar a uma visão esclarecedora. Qual sua idade então? O que aconteceu? Havia mais alguém envolvido? O que você fez? Quem disse o quê? Como tudo acabou? Como você se sente agora com relação a tudo isso? Reavaliar essas situações pode ser muito útil. Pode também ser terapêutico se o que aconteceu for lembrado como doloroso e pode também ser observado sob um enfoque mais racional. Se quando criança alguém mais forte que você tirou vantagem da situação, o esclarecimento e a validação de sua raiva podem ser parte do processo de cura.

Conversar com seu parceiro sobre suas próprias experiências sexuais da infância tornará mais fácil, a você descobrir a ocasião em que iniciar uma conversa do mesmo tipo com seu filho. Você poderá mesmo vir a descobrir que falar com seus filhos sobre sua própria experiência sexual na idade dele dará a ele a oportunidade de conversar com você sobre sexo. Se não houver receptividade, talvez seja porque seu filho não esteja totalmente seguro de que você *está* aberto a questões, ou talvez não esteja interessado porque não está ainda amadurecido para a questão, ou mesmo está desinteressado porque a questão já lhe parece um problema superado. Tente um outro dia, novamente, só para provar que você é uma pessoa acessível.

Há muitos modos diferentes, que você mesmo pode descobrir, para iniciar uma conversa sobre sexo com seu filho. Às vezes tópicos sobre o lado físico do corpo e da sexualidade — e nossas atitudes com respeito a eles — quando há contato físico: com a criança sentada no colo, massageando as costas ou simplesmente sentados confortavelmente em um sofá. Às vezes você desejará sentar junto para uma conversa sincera, mantendo contato visual para que haja maior intimidade. Às vezes poderá ser mais fácil conversar de modo casual enquanto trabalham juntos, talvez dobrando as roupas lavadas ou lavando os pratos após a refeição. O estar parcialmente ocupado pelo trabalho manual, possibilitará à criança controlar a abordagem de temas que para ela são mais delicados.

Eis alguns comentários gerais sobre o desenrolar de tais conversas, com sugestões que acreditamos serem úteis:

(1) Não tente iniciar uma conversa quando sua atenção está voltada para o preparo de um jantar ou chegando ao ponto crucial de alguma atividade. Você não iniciaria uma conversa séria com um adulto em tais circunstâncias e seu filho merece tanta atenção como qualquer outra pessoa. Evite fazer um sermão: lembre-se de que está tentando iniciar uma conversa na qual talvez seja muito mais importante ouvir do que falar. Escolha uma hora em que vocês dois (ou os três, se ambos os pais estiverem presentes) possam ficar sozinhos e em que haja pouca probabilidade de serem interrompidos. Os sentimentos mais íntimos emergem lentamente e deve-se dar toda oportunidade para que as idéias se desenvolvam.

(2) Não deixe de elogiar um bom raciocínio que mostre que seu filho está realmente lidando com as questões. Responda efetivamente, mesmo ao ser criticado; tente enfatizar o lado positivo do crescimento e enfrente os pontos negativos com calma e sem hesitação, sugerindo ou enfatizando como poderiam ser melhorados.

(3) Estabeleça regras claras que se encaixem ao padrão da família. Coloque em discussão as mudanças dessas regras quando parecer necessário.

(4) Incentive os comportamentos apropriados ou que demonstrem amadurecimento. Termos como "bom" ou "mau" não são muito úteis ao se lidar com as funções sexuais; "apropriado" é uma palavra de maior sensibilidade, que deixa espaço para mudança e crescimento.

(5) Ao lidar bem com alguma questão, permita-se sentir satisfeito quanto a isso.

Após "quebrar o gelo", cada conversa subseqüente será mais fácil. Gradualmente se desenvolverá um padrão que funcionará de modo adequado e de acordo com as necessidades específicas de sua família.

Este livro serve tanto para famílias tradicionais com os dois pais, com apenas um dos pais, para aquelas em que são os avós que educam a criança, para famílias com muitos adultos ou ainda para pais não casados ou pessoas encarregadas de cuidar de crianças. Embora muitas vezes aqui nos refiramos a ambos os pais, sabemos que o crescimento em lar com apenas um dos pais não precisa necessariamente ter efeitos adversos no crescimento e desenvolvimento sexual da criança. Às vezes, mães solteiras hesitam com relação a isso, mas não há razão para se preocupar. Toda criança precisa dos abraços e palmadas da mãe. É muito mais perigoso privar a criança de carinho físico.

A criança nasce sexuada. Este é um traço tão característico do ser humano como as capacidades inatas para andar com postura ereta e para falar. Recebemos com prazer e estimulamos a criança a desenvolver sua capacidade de andar e falar, porém o mesmo não acontece com relação a esse outro aspecto humano da criança, sua capacidade inata para puro prazer sexual. Ainda assim, essa capacidade também necessita de orientação e apoio para uma evolução saudável.

Essa necessidade de orientação e apoio pode ser *a* barreira fundamental que você como pai terá que transpor. Tendo compreendido e admitido que a sexualidade de seu filho é tão correta, normal e bela em suas possibilidades — como todas as outras capacidades dela — você terá condições de ajudá-la em sua socialização sexual.

Pense em como socializamos suas outras funções naturais — o comer, por exemplo: ficamos contentes se a criança tem bom apetite; nós nos orgulhamos quando pega a colher pela primeira vez, em vez, de mergulhar a mão no prato de mingau. Posteriormente, será a sofisticação do garfo, faca e guardanapo, de sentar-se à mesa em família e juntar-se à conversa em comum que incentivaremos. O que você está ensinando neste caso não são modos "bons" ou "maus" de se alimentar, mas sim, modos apropriados de comportamento alimentar.

Acabamos de descrever a socialização da alimentação como uma função vital primária. Assim, também, a socialização do prazer sexual é uma função vital primária. Lembre-se de que a reprodução não será possível até por volta dos doze anos de idade. Nesses primeiros doze anos, você desejará ensinar a seu filho o significado do prazer sexual em sua vida — gradualmente, em pequenas doses, em termos de propriedade e responsabilidade — preparando-o para a puberdade.

Como resultado de nosso trabalho neste campo e após exame extenso e cuidadoso de pesquisas realizadas por outros e de conclusões obtidas por eminentes especialistas que trabalham com crianças, está claro para nós que a sociedade deve parar de tentar interferir no desfrute e na descoberta natural que a própria criança faz do próprio prazer. Não há necessidade de desaprovação verbal ou mesmo não-verbal do prazer. Ao contrário, a atitude adequada seria dar sinais claros que a levassem à aceitação e desfrute do comportamento sexual apropriado a seu estágio de desenvolvimento. Agindo dessa maneira, promoveremos uma sexualidade positiva e saudável e ajudaremos a evitar que nossos filhos tenham muitos dos problemas sexuais por que hoje os adultos estão passando.

Não se desencoraje se essas idéias são novas para você. Se seu filho é mais velho, talvez você tenha medo de tê-lo "prejudicado". Não há por que temer isso: a maioria dos seres humanos tem uma capacidade notável de recuperação. Vá com calma. Fale com seu parceiro, com amigos de confiança ou alguém a quem possa consultar. À medida que seu conhecimento se desenvolver, suas atitudes sobre sua própria sexualidade provavelmente se tornarão mais abertas e tenderão a melhor aceitação. Você então perceberá que pode sentir e agir espontaneamente com seus filhos de forma que o desenvolvimento sexual normal ocorra.

Você também perceberá que é muito mais fácil ensinar a seu filho os valores morais e religiosos básicos que sua família adota se aceitar e respeitar o potencial erótico dele em vez de negar-lhe o direito ao prazer sexual. Ao agir desse modo, você estará construindo o respeito próprio, o respeito de um para o outro e das energias vitais de cada membro da família.

Por outro lado, seus filhos, sentirão segurança naquilo que você lhes tornou possível, especialmente em sua confiança no valor de sua sexualidade e em sua capacidade crescente de lidar com ela de modo apropriado e responsável. A adolescência não será para eles uma tempestade que abalará seus alicerces. Em vez disso, eles estarão preparados pelo sentido de unidade familiar, segurança e amor que todos buscamos e acalentamos.

1
O RECÉM-NASCIDO E OS PRIMEIROS DEZOITO MESES

Surpreende-nos lembrar que na Antigüidade, bem como na Idade Média, era permitido às crianças européias manifestar abertamente sua sexualidade e que isso ainda acontece em muitas culturas não ocidentais. Entretanto, no século XVI, os europeus começaram a redefinir a criança como "inocente", o que significava que antes de atingir a puberdade, não era considerada como um ser sexuado. Até hoje conservamos essa crença.

Uma das principais fontes da concepção de que as crianças não são sexuadas está na idéia de que o sexo é "sujo" ou "mau". Além disso, embora a maioria de nós reconheça na sexualidade uma fonte de prazer, também verificamos que o sexo é *usado* em nossa sociedade para o lucro e para a opressão — como na propaganda, diversão, prostituição, pornografia, escravidão de mulheres e crianças etc. É compreensível e justo que não queiramos pensar que nossos filhos possam ter qualquer ligação com um mundo que explora de modo tão vil mulheres e jovens promovendo serviços sexuais.

Tentando proteger nossos filhos desse aspecto repugnante da vida adulta, "esquecemo-nos" dos prazeres íntimos, individuais e pessoais da sexualidade como parte do lado bom da vida. Reconhecer-se como ser sexual consiste, antes de mais nada, em respeitar, valorizar e apreciar nosso próprio corpo. Crianças — e bebês — iniciam espontaneamente esse processo de autoconhecimento que deve se desenvolver para que a sexualidade seja um ingrediente vital do relacionamento maduro entre adultos.

Esta concepção sobre a sexualidade infantil custou a se fixar. Nos últimos cinqüenta anos estivemos apenas gradualmente tentando reconhecer que crianças normais são realmente sexuadas. Profissionais que estudam o desenvolvimento e o comportamento infantil têm recentemente confirmado a acentuada sexualidade do recém-nascido.

Para começar a compreender essas descobertas, vamos examinar algumas das formas em que usamos os termos "sexual" e "sexualidade". Em primeiro lugar nós os usamos para referir-nos à consciência que cada um tem de *ser* homem ou mulher. A criança tem essa consciência? Naturalmente, não. Mesmo assim, qualquer criança normal a terá por volta dos dois anos de idade e, com certeza, não depois dos três, quando *ele* se associará a meninos e homens e *ela* a meninas e mulheres. Como isso se dá? Desde o início, de modo totalmente inconsciente, os pais e todos os demais tratam o bebê de modo totalmente diferente, conforme for menina ou menino. Além disso, homens são atraídos por homens e mulheres por mulheres — semelhante com semelhante — através de um processo de identificação psicológica elementar que inclui fatores químicos, tais como o cheiro. Essa identificação ativa realizada pela criança com outros de seu próprio sexo, juntamente com o ensino direto e indireto de outros fornece as indicações pelas quais a criança aprende sua *identidade sexual*.

Outro aspecto desse treinamento masculino/feminino está no fato de que toda sociedade tem seu próprio padrão com relação ao *tipo* de homem e mulher que pretende que suas crianças se tornem. Em todo o mundo, pais e mães começam desde o início do desenvolvimento da criança a imprimir nela exatamente como deve se comportar se for um menino ou uma menina. É dessa maneira que a criança aprende os *papéis sexuais*; isto é, aprendem não apenas a se identificar como homens e mulheres (*identidade sexual*) mas também o que é esperado dos membros de seu sexo.

Os padrões de treinamento do papel sexual são totalmente arbitrários em todos os grupos sociais, sendo sujeitos a mudanças arbitrárias, pois não há nada de biologicamente necessário quanto o modo como um homem ou uma mulher *devem* agir. Em nossa sociedade, as expectativas relativas aos papéis sexuais sofreram mudanças sensíveis nestas últimas décadas. Nossa sociedade também se tornou mais pluralista, de modo que múltiplos padrões variados quanto ao homem e à mulher satisfatórios, dependem em parte dos países de origem dos pais ou avós, em parte da região dos Estados Unidos em que vivemos, em parte de nossa classe econômica e social, nível de instrução e filosofia de vida.

O terceiro fator da sexualidade são os sentimentos sexuais e as ações em resposta a esses sentimentos. Embora seja freqüentemente difícil aos pais imaginar como seus bebês pequenos podem sequer ter sentimentos sexuais, o fato é que efetivamente os têm. Por exemplo, na maioria dos meninos, é possível observar ereções logo após o nascimento. O correspondente feminino, a ereção do clitóris, não pode ser facilmente observado, porém, a lubrificação vaginal que acompanha a ereção clitorial pode ser observada logo após o nascimento, com duração de vários segundos a alguns minutos. Ereções periódicas do pênis e do clitóris e lubrificação vaginal periódica continuam a acontecer durante toda a vida, e ambas ocorrem na excitação sexual. Além disso, observadores competentes puderam notar que bebês bem pequenos experimentam o que poderia ser interpretado como um orgasmo, aprendendo após alguns meses a produzir em si mesmos esse tipo de prazer.

Como pode uma sociedade inteligente continuar a negar o que está — e sempre esteve — tão claramente diante de seus olhos? Mais grave que isso, como podemos nos permitir não apenas a negá-lo mas também a puni-lo, tentando contê-lo, chamando de "mau" e "pecaminoso"? Como pode a criança ser má ou pecadora fazendo aquilo para que foi criada — aprender a andar, falar, pensar, explorar e socializar sua sexualidade inata?

Durante toda a infância, meninos e meninas aprendem a conhecer e a experimentar seu próprio corpo, cada qual com seu próprio e único repertório. Esse é o único modo pelo qual podem se desenvolver de modo a compreender mais tarde que o sexo pode ser um componente de um relacionamento mútuo, respeitoso e carinhoso. A capacidade de compartilhar de uma intimidade sexual com outra pessoa e de fazer uso inteligente de nosso próprio potencial de reprodução exige que você se comporte com responsabilidade em relação a seu parceiro, bem como com relação a você mesmo. Livre e plena oportunidade durante toda a infância é fundamental para que se desenvolva tal capacidade.

Como este capítulo é dedicado a pais com crianças muito pequenas e a futuros pais, apresentamos algumas perguntas e respostas para ajudá-los (ou a outros adultos encarregados do desenvolvimento de bebês) a ampliar seu conhecimento quanto à sexualidade infantil de modo que possam reconhecer, acompanhar, ajudar e sentir-se seguros quanto ao desenvolvimento sexual de bebês sob seus cuidados.

Todo o restante deste livro tem como suposto que você pretende aceitar a sexualidade de seu filho como um fato, que você quer construir a partir dela em vez de destruí-la ou aleijá-la e que você deseja investir tempo e energia no aprendizado de como fazê-lo.

Quais são as coisas que devo observar para acompanhar o desenvolvimento normal de meu bebê?

O desenvolvimento inicial da sexualidade se apóia em dois tipos de experiências. A primeira delas é a de ser segurado, afagado, acariciado — aprendendo sobre a *sensualidade* da cobertura do corpo.

O contato físico é uma parte importante desse aprendizado — quando o bebê está sendo amamentado ou nu após um banho, na hora de trocar de roupa ou simplesmente quando você deseja partilhar dessa experiência com ele. Os bebês precisam ter a oportunidade de se aconchegar a outras pessoas além da própria mãe: pai, avós, irmãos mais velhos, e quem quer que tenha tempo e energia para cuidar dele com carinho.

Quer o bebê seja amamentado no peito quer na mamadeira, a hora da alimentação é também de acariciamento. Se seu filho é menino, você poderá notar sua resposta normal e automática de ereção. Não há necessidade de estimulá-la ou incentivá-la, simplesmente acontece. A questão importante é não *des*incentivar ou interferir.

A resposta de uma menina será a ereção clitorial que é mais difícil de ser notada. É geralmente acompanhada por lubrificação vaginal, que pode ser bastante abundante. Assim, é bom que você tenha conhecimento disso a fim de não se preocupar.

Há ocasiões em que o bebê fica intensamente concentrado em si mesmo. O seu corpo se contrai e então relaxa, enrijecendo-se outra vez. O rosto e o corpo podem ficar corados e a criança reagirá de modo totalmente negativo se for interrompida. Às vezes pode haver ruídos que talvez você identifique como movimentos intestinais, sem entretanto haver eliminação. Pode muito bem ser um orgasmo, que tem sido observado desde as primeiras semanas de vida. Isso também é normal, para muitos bebês, meninos e meninas. A auto-exploração do próprio corpo aparecerá mais tarde como o segundo tipo de experiência fundamental para o desenvolvimento sexual inicial saudável.

É muito mais fácil para um bebê do sexo feminino atingir o orgasmo pressionando as coxas uma contra a outra devido à posição de sua vulva e clitóris. Os meninos também o conseguirão alguns meses depois quando tiverem desenvolvido coordenação suficiente para encontrar o pênis com a mão.

Muitas crianças se masturbam antes de um ano de idade sem que os pais percebam o que está acontecendo. Supomos que quase todos os bebês, tanto meninos como meninas, aprendem esse modo de produzir prazer em si mesmos no primeiro ano de vida.

Estou esperando meu primeiro filho. Como posso garantir um bom começo para ele?

Você e o bebê o farão juntamente — acompanhados pelo pai do bebê e/ou outros (como pessoas que residem na mesma casa, avós, namorados e amigos) que querem se aproximar da criança.

Assim que possível, logo após o parto, a criança nua pode ser colocada em seus braços — geralmente isso pode ser feito antes mesmo de se cortar o cordão umbilical. Você pode segurar a criança contra o peito onde poderá sentir o calor de sua pele e ouvir o batimento do coração, um companheiro constante durante os últimos nove meses. Logo ela poderá mamar pela primeira vez e começar a conhecer o cheiro característico e muito agradável de seu leite e de sua pele. Você e o bebê poderão se olhar demoradamente pela primeira vez.

Os recém-nascidos podem, e precisam, fixar o olhar no rosto de suas mães e outras pessoas que fazem parte de sua vida. Eles fixarão o olhar intensamente por longo tempo. Também deverão falar com o bebê para que o som das vozes se torne tão familiar quanto os rostos.

Tudo isso pode acontecer ainda durante a saída da placenta, mesmo que você esteja sob anestesia local. Este primeiro contato íntimo, nos primeiros minutos e horas da vida do bebê, com a mãe e outras pessoas significativas, é chamado de "ligação". O bebê se liga aos outros e eles se ligam ao bebê, criando uma união primitiva, mística e maravilhosa que será importante como base para os relacionamentos futuros. Essa experiência de ligação será repetida muitas vezes durante os primeiros meses da vida do bebê — embora talvez nunca com a mesma intensidade de significados dos primeiros minutos e horas após o nascimento do bebê. É importante para a sua aceitação do bebê em sua vida e para que ele crie uma imagem de confiança daqueles que cuidam dele.

Bebês nascidos por meio de cesariana podem ser imediatamente tomados pela mãe, do mesmo modo que os bebês de partos normais. Se ele nascer prematuramente ou por algum outro motivo tiver que ficar em observação em um berçário especial, pode-se — e deve-se — providenciar para que a mãe ou os pais estejam freqüentemente com o bebê pois o contato pela voz, olhos e pele são ingredientes de ligação.

O que tem tudo isso a ver com a sexualidade? Tudo. É através da ligação que o sentido de confiança começa a ser estabelecido como base para os bons sentimentos que continuarão a se desenvolver entre o novo bebê e os que dele cuidam. A capacidade para intimidade e confiança estabelecida na infância repercutirá anos depois na capacidade de intimidade e confiança em um relacionamento amoroso.

Há diferenças no desenvolvimento sexual subseqüente entre bebês amamentados no peito e os amamentados com mamadeira?

Freqüentemente há, embora não necessariamente. A amamentação no peito garante o contato físico e assegura a confiança do bebê, a segurança emocional e o erotismo natural como parte do processo de alimentação. Se a criança tiver que ser amamentada com mamadeira, é importante para seu desenvolvimento emocional que a mãe a segure contra o peito, conversando com ela e mantendo contato através da voz e dos olhos durante a alimentação. Quando se dá a mamadeira sempre desse modo, os resultados emocionais para o bebê serão os mesmos da amamentação no peito.

Meu bebê tem apenas algumas semanas de idade, mas desde seu nascimento tenho tido sonhos que me parecem muito estranhos. Sonho com ele vendo-o como um homem, não apenas como meu bebê e eu pareço estar excitada com esses sonhos. Há algo errado comigo?

Esse tipo de reação erótica a um bebê não é incomum, especialmente no caso de ser o primeiro menino. Afinal de contas, você está em um momento em que seu sistema glandular está passando por um período de intenso reajuste após nove meses de mudanças profundas devido à gravidez. A própria gravidez trouxe consigo emoções intensas assim como a própria experiência do nascimento. Seu relacionamento sexual com seu marido pode ter sido alterado pela gravidez — você pode se encontrar *menos* interessada ou *mais* interessada em sexo do que habitualmente.

Além disso, você está sendo confrontada várias vezes por dia com esse pequeno estranho com cujos órgãos genitais você deve lidar de modo muito íntimo. E você também testemunha ereções completamente normais.

Em resumo, suas reações não são surpreendentes e você não deve se preocupar com elas. O seu eu psicológico se reajustará da mesma forma que seu sistema fisiológico. Você terminará por ver seu bebê como ele é — seu filho — e terá se adaptado a toda essa situação. Suas fantasias eróticas deixarão então de incomodá-la. Lembre-se, entretanto, que as fantasias não passam disso — fantasias. Serão inofensivas desde que assim permaneçam e que você não deixe suas ações se guiarem por elas.

E falando de modo realista, podemos adiantar um aviso profético de sabedoria: talvez daqui a quinze anos você se veja tendo sentimentos semelhantes com relação a um jovem rapaz simpático que, de repente, se tornou alto — seu filho! Lembre-se que nenhum de nós deve se responsabilizar por nossos sentimentos, somente pelo que fazemos com relação a eles: se não correspondidos de modo inapropriado, são completamente inofensivos.

Sempre me sinto sexualmente estimulada quando meu bebê mama. Isso poderia estimular o bebê em demasia?

Não, isso não afetará o bebê desde que você permaneça quieta e tranqüila durante a amamentação. Muitas mães têm essa sensação — é bastante freqüente.

Por que as meninas e os meninos são tão diferentes desde o início?

Há, naturalmente, algumas diferenças inatas entre os sexos — embora, de modo geral, haja mais variabilidade entre os meninos entre si e as meninas entre si do que *entre* os meninos relativamente às meninas. Porém, acontece que a maioria dos adultos começa desde o momento do nascimento a tratar os meninos de modo diferente das meninas. Mães que vestem seus bebês tanto com rosa quanto com azul podem notar as reações diferentes das pessoas com relação ao bebê se está vestido com a cor "errada". Essa diferença no modo de reagir tende a reforçar as diferenças inatas que existirem e, desse modo, se inicia o processo de socialização da criança no sentido do que é considerado comportamento adequado para meninos e para meninas.

Por que os bebês têm ereções ao serem amamentados?

A boca é uma parte importante de um complexo maravilhoso de conexões nervosas que constituem o sistema humano de resposta sexual. Também fazem parte desse sistema a pele, os olhos, o sentido do paladar e do olfato e os órgãos genitais. Todos estão ligados no centro sexual localizado no cérebro, onde o prazer é sentido — seja o bebê menino ou menina.

O bebê aprende quase imediatamente após o nascimento a reconhecer a mãe pelo sabor e cheiro do bico do seio bem como pela visão de seu rosto e pelo som de sua voz. Isso tudo está então associado à satisfação de amamentar, ser alimentado, e ser aconchegado e ao sentir o calor da pele da mãe. Essas sensações são transmitidas para a parte consciente do cérebro e, através de outras conexões, ao centro sexual que as percebe como agradáveis. Tudo ocorre de modo instantâneo e a ereção é automática por causa da ligação nervosa muito direta entre o centro de prazer e o pênis ou o clitóris. O pênis ereto pode facilmente ser notado quando o bebê está nu. O clitóris ereto é menos fácil de ser notado, porém você pode perceber a umidade da lubrificação vaginal. Todas essas são indicações de resposta sexual infantil normal.

23

Disseram-nos que o bebê deveria ter contato físico com o pai também e nossa menina adora ficar no colo do pai. Porém, notei que meu marido freqüentemente parece querer fazer amor com ela após isso. Não é muito esquisito?

Muitas coisas podem levar ao desejo sexual — coisas vistas, ouvidas, cheiradas, saboreadas, tocadas ou fantasiadas. Ficar com o bebê recém-nascido é uma nova experiência excitante tanto para você como para seu marido. A excitação sexual é uma reação totalmente normal a esse contato tão íntimo pele-a-pele entre o bebê e seu marido — e é o desejo dele de fazer amor com *você*.

Quando esfrego óleo mineral no corpo do bebê após o banho ou ao trocá-lo, ele freqüentemente tem uma ereção. Haverá algum perigo em esfregar também sua ereção?

Devido à rede de prazer das conexões nervosas, é natural que o massageamento da pele seja acompanhado de ereção. Evidentemente, também, ao banhá-lo, esfregá-lo com óleo, trocar fraldas ou limpar o seu traseiro, seus dedos muito naturalmente tocarão o pênis do bebê e poderá ocorrer uma ereção. Isso não é prejudicial e não é necessário evitar. Os bebês do sexo feminino também são estimulados de modo semelhante ocorrendo ereção clitorial. É possível que o toque não acidental introduza algum elemento artificial de estimulação e, como pouco ou nada conhecemos a respeito desse tipo de toque, acreditamos que o procedimento mais saudável seja simplesmente deixar as coisas ocorrerem naturalmente, sem incentivá-las ou desincentivá-las. Por volta do sexto ou sétimo mês, o bebê se encarregará e estará apto para começar sua própria vida sexual masturbando-se quando tiver vontade, do mesmo modo que as meninas o fazem, freqüentemente mais cedo que os meninos.

Não é realmente o trabalho da mãe segurar, alimentar e confortar o bebê? Minha mulher o faz tão bem, e, afinal de contas, os homens não conhecem nada a respeito dessas coisas. Fico muito nervoso em ter que segurá-lo.

As dúvidas que você tem são familiares aos que são pais pela primeira vez, talvez porque freqüentemente não têm oportunidade suficiente logo após o nascimento do bebê para fazer a ligação com ele. Talvez você ainda não o veja como uma *pessoa* importante em *sua* vida, tanto quanto a de sua esposa. Tente se encarregar um pouco mais a cada dia dos cuidados com o bebê. Quando ele acorda para mamar, vá você mesmo pegá-lo e fazer a troca da roupa, sorrindo e falando com ele em voz baixa o tempo todo para atrair sua atenção.

Você pode mesmo atrasar a sua alimentação até que ele comece a reclamar por ela. Mantenha os olhos e a atenção fixos nele, segure-o contra o peito nu e dê palmadinhas na pele de seu corpo nu. Se ele toma mamadeira, tente dar-lhe pelo menos uma das mamadeiras diárias. Vocês cada vez mais se aproximarão e se tornarão importantes um para o outro.

Logo ele começará a procurar por você. Talvez você tenha até mesmo a sorte de captar seu primeiro sorriso de reconhecimento. Nenhum de vocês três deverá jamais sentir como se tivesse que competir por amor e atenção. Há suficiência de ambos para todos e o compartilhamento do amor mútuo é o início da família.

Moramos em um apartamento de um único quarto. Até quando poderemos continuar a ter relações sexuais com o bebê no mesmo quarto?

Se vocês e o bebê pequeno partilham um mesmo quarto, não se preocupem quanto a ter relações sexuais a menos que perturbe o sono do bebê. Isto é, vocês não devem se preocupar mais quanto aos efeitos sobre o bebê que está no mesmo quarto quando têm relação sexual do que quanto ao efeito da conversa, risadas ou canto no mesmo quarto em que há um bebê dormindo. Se o bebê acordar e tiver que ser aquietado, isso interromperá o ato sexual bem como o sono do bebê. Porém, se o bebê acordar e ficar quieto, talvez observando, enquanto os pais têm relação sexual, não haverá efeitos adversos; talvez haja mesmo bons efeitos para o bebê — experienciar a energia do amor e carinho.

Há muitas opiniões divergentes quanto a deixar crianças verem os pais tendo relação sexual. Muitas famílias em todo o mundo ainda compartilham o mesmo quarto de dormir como acontecia até há pouco tempo. Entretanto, até que saibamos mais a respeito das conseqüências possíveis, talvez a maioria dos pais queiram ir pelo lado mais seguro, e fixar como por volta dos dois anos a idade da criança a partir da qual a relação sexual dos pais deverá começar a ser feita privadamente. Cada família terá que examinar as próprias circunstâncias e sentimentos com respeito a essa questão. Lembre-se apenas de que bebês e crianças pequenas têm uma capacidade maravilhosa de adaptar-se às circunstâncias. Mesmo em um apartamento pequeno, é sempre possível separar o berço do bebê em um corredor ou outra sala ou mesmo por trás de um biombo no outro lado do quarto, de modo a criar algo parecido com local de dormir separados para o bebê e para os pais. De modo geral todos dormem mais tranqüilamente desta forma.

Notei que nossa filha de três semanas de idade às vezes tem um verdadeiro corrimento * na vulva. Às vezes chega a formar uma crosta ao secar. Há algo de errado?

Bebês do sexo feminino começam a vida sexual com lubrificação da vagina imediatamente após o nascimento. É exatamente a mesma reação da reação sexual e é acompanhada de ereção clitorial. As ereções e lubrificação da vagina continuarão a ocorrer durante toda a vida. O muco cervical também ocorre periodicamente como parte de um padrão mensal e, nas mulheres maduras a mudança na quantidade e tipo de muco pode ser usada para identificar os períodos de fertilidade.

Se o corrimento vaginal é uma ocorrência a ser esperada, a quantidade pode variar desde a quase invisibilidade até uma quantidade que recubra a abertura vaginal. Quando o corrimento seca, pode formar uma crosta fina, e isso não deverá alarmá-la a menos que haja sinais de irritação, tais como vermelhidão e erupção. Você pode abrandar o corrimento com água morna que ela sairá. Você também poderá conversar com seu pediatra a respeito disso na próxima consulta.

É difícil acostumar com o bebê lançando urina em meu rosto ou roupas quando o estou limpando ou trocando. O que posso fazer?

Muitos pais se sentem dessa forma, assim, tenha em mente o seguinte. Primeiramente, cuidado para não assustar o bebê dando um salto ou gritando se isso acontecer. Em vez disso, *sorria*! Em segundo lugar, lembre-se de que a urina não tem bactérias ou outras "coisas ruins". É constituída de cerca de 99,99 por cento de água pura com o acréscimo de alguns sais. Em terceiro lugar, lembre-se de que o pênis ereto não pode urinar — e vice-versa. Como o pênis do bebê fica naturalmente ereto devido ao toque leve, a atividade de trocar e de limpar age como uma espécie de garantia contra o banho indesejado. Ao limpar o resto do corpo do bebê, lembre-se de colocar uma fralda limpa sobre o pênis, como um guarda-chuva para barrar o jato de urina.

Deixar o bebê sem roupas promoverá a masturbação?

Não "promoverá". Simplesmente deixará que aconteça — como acontecerá a qualquer bebê a quem se deixe a oportunidade de se desenvolver naturalmente. Deixar o bebê descobrir e praticar a mas-

---

* Não confundir com o corrimento causado por infecção. Nesses casos o corrimento apresenta uma mudança de cor (amarelo, esverdeado) e está geralmente acompanhado por um cheiro forte. (N. da R.)

turbação é saudável. A interferência ou tentativa de interferir na masturbação podem causar forte sentimento de resistência, raiva ou frustração. Esses sentimentos podem persistir e perturbar a vida sexual adulta anos depois. A maioria dos especialistas em Psicologia do Desenvolvimento (e a maioria dos terapeutas) encara a auto-estimulação como parte inevitável e natural do desenvolvimento humano com a qual não se deve interferir. À medida que cresce, a criança pode ser levada a perceber a importância de se masturbar unicamente em circunstâncias apropriadas (ver capítulo 2 e 3).

Se a criança toca os genitais e depois coloca os dedos na boca, não há perigo de germes?

Você não precisa ficar com medo dos germes do próprio bebê pois ele é imune a eles. De qualquer forma, se o traseiro do bebê foi limpo após o funcionamento do intestino, seus genitais provavelmente estarão tão limpos como sua própria boca!

Um amigo disse-me que se ficamos muito com o bebê no colo, ele ficará um bebê mimado. É verdade?

Exatamente o contrário. Lembre-se de que o bebê é totalmente indefeso. Se o deixarmos ficar chorando, ele aprenderá que *não pode* depender de ninguém para atender as necessidades que sente: de troca das fraldas molhadas, ou de fome, de arrotar ou simplesmente de companhia, de brincadeira, calor e segurança. Se essas necessidades não forem atendidas, o que poderá sofrer interferência é o seu desenvolvimento como uma pessoa dependente e confiante, capaz de entrar em relacionamentos de amor e de mantê-los.

Minha tia diz que eu deveria começar imediatamente o treino do toalete, mas meu bebê tem somente oito meses de idade. Não é ainda muito cedo?

Sim. Cedo demais, porque o treino da toalete não é algo que você faça *ao* bebê, mas sim, *com* o bebê quando ele está pronto. Quanto mais à vontade você puder estar quanto ao treino da toalete, mais fácil será. Então você estará alerta para captar os sinais de que seu bebê seguramente lhe dará, na ocasião devida, de que está pronto para essa função específica.

Se eu tentar sorrir ao trocar as fraldas sujas de minha filhinha, o treino da toalete não ficará difícil mais tarde?

Na verdade, exatamente o contrário, desde que você possa aprender a ver a urina e as fezes de seu bebê pelo que são — produtos do corpo, que provam que alguém importante para você é saudável. Mais tarde, geralmente por volta dos dois anos, o bebê mostrará de diferentes maneiras que está preparado para se encarregar da eliminação de seu próprio corpo. O treino de toalete será mais fácil e rápido se você não tiver deixado que entrem sentimentos de desagrado ao que deveria ser um senso crescente de prazer e autocontrole do bebê. À medida que aprende a dispor dos produtos de seu corpo de forma apropriada e que merece sua aprovação, vocês dois podem partilhar de bons sentimentos.

Quando devo começar a chamar por nomes as partes do corpo do bebê?

A maioria dos pais começa a chamar por nomes as partes do corpo do bebê, antes que ele realmente possa compreender o que se passa, porque tanto os adultos como os bebês adoram a brincadeira. O importante é incluir os genitais, dando a eles a mesma ênfase dada a qualquer outra parte, e usando os nomes corretos. A maioria dos pais e mães adora fazer do uso dos nomes um jogo, tocando cada parte e dizendo: "O que é isso?" e dando a resposta correta: "É seu cabelo, ou nariz, ou olhos, ou umbigo, ou vulva, ou ânus ou pênis." Tente subir (ou descer) pelo corpo em seqüência. À medida que o bebê se desenvolve, você pode perguntar: "Onde está o nariz?", ou "os dedos dos pés", ou "a vulva?" e a criança segurará a parte com prazer e conhecendo a resposta. Quando a conversa começar você pode voltar a apontar e perguntar: "O que é isso?" e esperar a resposta. Será sempre uma brincadeira divertida de aprendizado se todos os nomes de todas as partes do corpo forem aprendidas com igual calma e facilidade.

Meu marido descobriu nosso menino, Tommy, com três anos, explorando a vulva de nosso bebê. Ele pegou a mão de Tommy e fê-lo apontar dizendo o nome das partes sexuais do bebê. Não deveríamos em vez disso ter punido Tommy?

A curiosidade de seu filho sobre a diferença dos órgãos genitais do bebê é normal e seu marido reagiu de modo apropriado. Mesmo que Tommy seja pequeno demais para compreender completamente, o pai satisfez sua curiosidade, ao mesmo tempo indicando que o toque direto não é apropriado. E ele não fez o menino se sentir culpado ou envergonhado por ter feito algo que não tinha aprendido como mau.

Sem dúvida, seu filho terá que repetir essa inspeção da irmã pequena muitas vezes antes de satisfazer sua curiosidade, da mesma forma como ela posteriormente irá querer inspecioná-lo. Então eles seguramente irão querer falar sobre suas partes do corpo diferentes. Tudo isso é comum com qualquer criança (consulte os capítulos 2 e 3).

Não é necessário evitar superestimular a criança? Penso que uma amiga fez isso a seu filho pois, na idade de dez meses, ele se segurava nela e comprimia o pênis contra ela.

A maioria dos bebês meninos e meninas, adora estar perto e abraçar os pais. Os movimentos pélvicos e a fricção do corpo contra o de outra pessoa são naturais e não devem ser encarados como algo mais perturbador que se aconchegar, fazer carinho ou lamber com a língua — algo que muitos bebês adoram a um certo estágio. Nós adultos tendemos a ler nossos sentimentos naquilo que acontece e de nossa perspectiva adulta, nós relacionamos o movimento pélvico à relação sexual. O bebê não faz essa relação de modo algum, mas simplesmente tem boas sensações com a proximidade da mãe. Logo o bebê terá idade suficiente para aprender dos pais quais são os modos apropriados de demonstrar afeição e com quem.

Há alguma forma de saber se meu bebê está recebendo afeto suficiente?

É mais fácil saber quando ele *não* está recebendo afeto suficiente. Quando o relacionamento entre os pais e o filho não é suficientemente caloroso, a criança tende a se retirar para o próprio mundo. Ela tende a não reagir às outras pessoas de modo receptivo e sorridente que é típico de um bebê com pais afetuosos e que demonstram esse afeto. É significativo que o bebê que não recebe afeto suficiente raramente brinca com os órgãos genitais. Crianças que recebem afeto suficiente desenvolvem-se normalmente e, nesse caso, *sempre há a presença da brincadeira com os genitais.* É como se a capacidade para o prazer sexual e o interesse e habilidade do bebê em produzi-lo fossem indicativos do bem-estar geral do bebê. Há um paralelo com a alimentação: todos nós sabemos que o vigor e o apetite com o qual o bebê se alimenta é uma medida de sua saúde. O mesmo acontece com o sexo.

2
DOS DEZOITO MESES AOS TRÊS ANOS

Em apenas dezoito meses, a criança passou de um bebê indefeso a uma ativa criança aprendendo a andar. Ele ou ela já aprendeu muitas coisas: em vez de chorar, por exemplo, agora usa a palavra para conseguir o que deseja e já teve início a assimilação de um vocabulário. Ele ou ela pode andar, correr e subir onde quer. A alimentação, passou do carrinho ou cadeirão para a mesa da família. Passa agora mais tempo acordada do que dormindo e seu mundo infantil expandiu-se do cesto de vime para o berço e para o chiqueirinho — e do colo — para a atual corrida livre no espaço familiar.

Assim também seus horizontes sociais expandidos. A criança agora toma consciência de outras pessoas além de seus pais — talvez o irmão ou a irmã mais velhos, avós ou amigos que a visitam com freqüência, ou mesmo a babá. Ele ou ela têm também outros conhecidos casuais — o carteiro, o entregador de pães, o açougueiro, ou o guarda local. Experiências e informações chegam de enxurrada, exigindo um contínuo processo de seleção para o objetivo mais imediato da criança: *eu*. A criança está constantemente em movimento — aprendendo, fazendo coisas e investigando — dentro de seu impulso natural de se tornar independente e autônoma. O tema agora é ela mesma, o que ela pode fazer.

De um ano e meio a três anos, experiências em várias áreas irão afetar o desenvolvimento da sexualidade da criança. Pelos seus dois anos a criança se tornou mais ou menos consciente das várias coisas que são esperadas dela. Uma delas é que os produtos do seu corpo, para os quais a criança tem fortes sentimentos de atração, devem ser depositados em um lugar e hora determinados. Urinar e defecar já não podem ocorrer a qualquer hora. Em resumo, teve início o aprendizado do controle esfincteriano.

Em nossa sociedade, esse aprendizado comumente resulta em alguns conflitos entre os pais e a criança. Para evitar isto, é importante que o treinamento não seja algo que você faça com a criança contra sua vontade. Ao contrário, deve ser um aprendizado experimentado por ela, quando estiverem aparentemente preparados para tal. Isto ocorre por volta dos dois anos, porém, a criança o fará saber que está em condições através de resmungos, gesticulações, por dirigir-se ao penico, agarrando-se aos seus genitais, e através de numerosas outras formas que você poderá aprender a reconhecer. Usualmente, você e seu filho acabarão por utilizar-se de uma palavra ou sílaba especial que significará "Eu quero ir ao banheiro agora".

Crianças de tenra idade experimentam um certo prazer através do ato de urinar ou defecar, podendo querer brincar com sua urina ou fezes. Podem também apreciar, examinar seus próprios genitais ou o de seus amiguinhos. Não se surpreenda ou se aborreça ao encontrar a criança comportando-se de uma ou ambas as formas acima, ao sentar-se no peniquinho. Essas experiências são normais, e quanto ao problema de asseio e limpeza, lembre-se que a criança é imune aos seus próprios germes. Em todo caso, você deverá estar ensinando-lhe lavar as mãos após o uso do peniquinho.

A linguagem e as palavras usadas com respeito ao sexo e às funções fisiológicas variam enormemente de casa para casa. Todas as crianças têm nariz, ouvidos, braços, pés, dedos e dedões, mas freqüentemente os meninos têm um piu-piu, um pintinho ou pipi, em lugar de um pênis. No caso das meninas, o que elas na maioria das vezes têm, se é que alguma vez lhes é dito, é descrito como "aqui embaixo" ou "embaixo", em vez do nome do que realmente é: uma vulva. E as coisas importantes que compõem a vulva (clitóris, uretra ou saída desta e vagina) aparentemente existem sem qualquer tipo de nome. Os esforços recentes no sentido de aclarar este assunto detiveram-se em dar nome à vagina, que de fato não é a região mais sensível dos genitais femininos. A parte em que a criança está mais propensa a investigar, e sobre a qual mais se interessa em saber é o clitóris. É como se quisessem ter simplificado demasiadamente a genitália feminina, rotulando-a globalmente como "vagina". Dificilmente deve-se esperar que passe desapercebido pela criança, o fato de os adultos evitarem deliberadamente menções à área compreendida entre a cintura e os joelhos, especialmente quando outras partes do corpo são mencionadas livremente. Desde que a criança já sabe que esta é uma importante área de prazer do seu corpo, tal comportamento pode causar confusão, preparando o terreno para problemas posteriores.

O contato corporal com os pais até então havia sido uma parte significativa na vida da criança, porém, durante este período ela percebe uma brusca diminuição deste contato. Isto é especialmente verdadeiro com respeito aos meninos. Perceba como, em parques infantis as mães tendem a soltar os meninos em idades inferiores ao que fazem com as meninas. O contato físico com o pai, por parte de meninos de dois a quatro anos, adquire um estilo mais brincalhão, com cócegas, soquinhos e lutas de brincadeira, ao passo que com as meninas da mesma idade os pais tendem a continuar com os abraços tenros e aconchegantes. Porém, tanto os meninos como as meninas desta idade possuem necessidades muito parecidas: ambos gostam de demonstrar seu afeto pelos pais, amigos, animaizinhos de estimação e bichos de pelúcia através de muitos abraços e beijos. Querem ser acariciados, abraçados e beijados reciprocamente por outras pessoas em suas vidas. Embalos e canções para uma criança pequena significa proximidade e segurança. Mudar o comportamento de uma forma demasiadamente brusca, "agora você já é um menino (ou menina) crescido", pode confundir completamente uma criança, interrompendo o crescimento gradual da auto-aceitação e da sensibilidade.

Ao mesmo tempo, a criança luta com as questões sociais, que têm influência no seu aprendizado sexual. Em muitas famílias, o uso de roupas se torna um tema importante, assim como regras familiares com respeito a fechar o banheiro e trancar portas, ou mesmo o ato de tocar pessoas, especialmente adultos. Mesmo um visitante estranho pode beliscar ou dar tapinhas na criança, mas não se permite reciprocidade; tocar seu próprio corpo também foi objeto de mudança nas regras: o que pode ser feito durante o banho poderá não ser permitido na sala de visitas. E o que é permitido na sala de visitas pode não o ser fora de casa. Como a família determina estas regras sociais para a criança freqüentemente, depende de como os pais receberam tais ensinamentos quando crianças, mesmo que tais regras não se encaixem dentro do tipo de mundo sexual no qual a criança está crescendo.

Finalmente, há a questão do prazer sexual. Encarar sua existência ainda causa grande incômodo para muitos pais. É difícil para alguns pais aceitar com serenidade ver seu filho acariciando seu pênis. E é quase impossível para muitos pais aceitar sua pequenina menina se auto-estimulando. Muitas pessoas acham que crianças do sexo feminino, ainda mais que as do sexo masculino, devem permanecer "puras", o que equivale a dizer que elas não devem interessar-se nem um pouco por sexo. Esta é apenas uma das muitas ocasiões em que apresentamos uma postura dupla para com nossas crianças.

O prazer que a criança obtém da masturbação não deve ser simplesmente ignorado. Deve ser positivamente e claramente conhecido pelos pais. Caso contrário, o respeito próprio da criança, assim como sua imensa capacidade de pensamento lógico e ação, estarão tolhidos. "Eu estou contente que você sinta prazer em tocar no seu clitóris (ou pênis). É assim que é para ser". Assim como o primeiro passo como pais ou pessoas que lidam com crianças, foi aceitar que estas *são* seres sexuais (capítulo 1), agora seu grande passo será aceitar *como* as crianças são seres sexuais. Isto o trás a uma confrontação direta com o assunto da auto-satisfação, o que pode ser bastante desconfortável para você, dependendo de como você foi tratado a este respeito pelos seus próprios pais. Pode ser que você não se lembre de situações específicas, porém elas podem ter sido algo como: "Isto é 'feio' " (ou "sujo", ou "pecaminoso"). "Que eu não o agarre fazendo isto de novo!". Por medo você obedeceu: nunca mais deixou um adulto "agarrá-lo". Mas isto fez com que você parasse? Se não, como você se sentia com a repetição daquilo que você mesmo sabia ser inevitável? E a sensação de culpa? E mesmo que devido à ordem você tenha parado, que repercussões isto teve na sua vida sexual adulta?

Deter-se muito severamente no treinamento das funções fisiológicas e do controle esfincteriano, não permitindo à criança que toque seu próprio corpo livremente, estabelece uma confusão sobre quem realmente é o dono do seu corpo. Nisto está também a mensagem de que algumas partes do corpo da criança são feias ou más. Ao contrário, devemos transmitir que: "Seu corpo é adorável e bom — e é *seu*". "Você pode aprender como lidar com ele e nós estaremos felizes em ajudá-lo", é a mensagem que deve ser transmitida através das atitudes dos pais.

A mão que cuidadosamente interpõe uma esponja entre a sua mão e o corpo da criança, não está transmitindo a importante mensagem de que pequenos meninos e meninas devem aprender a lavar seu corpo inteiro, incluindo seu pênis ou vulva, com suas próprias mãos, através de uma maneira gentil, pessoal e amorosa.

A masturbação, da maneira que ocorre, auxilia na compreensão do seu corpo e seu prazer. Também pode servir para confortá-lo, como um meio temporário de se lidar com as frustrações e desapontamentos até que eles possam ser resolvidos de uma forma prática. A criança sabe muito bem que sexo produz sensações gostosas. Associar maldade ou sensação de "sujo", cria um conflito interno impossível para ela resolver.

Se você conseguir reprimir completamente a masturbação do seu filho, ele poderá substituí-la por condutas indesejáveis tais como urinar na cama, chupar o dedo ou roer as unhas. Mais importante, porém, ao interromper o desenvolvimento sexual da criança, você poderá estar criando problemas para o seu posterior desenvolvimento como uma pessoa responsável e consciente, que aprecia a experiência sexual através de uma relação madura.

A maioria das crianças não cessará de masturbar-se apenas porque seus pais lhe ordenam — a masturbação lhes traz muito prazer e sua necessidade é muito grande. O que pode acontecer, entretanto, é que a criança que foi repreendida ou que percebeu desaprovação implícita de seus pais, pode sentir que os está desobedecendo ou atuando de forma errada ao se masturbar. Sua auto-estima pode ser abalada, podendo se sentir confusa ou culpada. Talvez chegue a incorporar o descontentamento dos pais na própria experiência sexual.

Devido ao fato de a capacidade sexual estar presente desde o nascimento, o aprendizado de como usá-la de forma completa e responsável precisa acompanhar os outros dons do corpo e da mente. As crianças invariavelmente aprendem fatos sexuais, atitudes e comportamentos de seus pais, independente do que os pais pensem ou façam sobre isto. Se você tiver consciência disto, terá oportunidade de tornar o aprendizado positivo, onde quer que ele esteja. Você pode auxiliar seu filho no desenvolvimento da sua sexualidade com o mesmo empenho e habilidade que você o instrui quanto ao controle das funções fisiológicas, ao desenvolvimento da fala e da coordenação motora.

O que é isto?

Isto se chama peito.

Por que eu não tenho?

Para meninas: Você tem, logo aí, mas por enquanto são pequenos e lisos. Quando você for maior, eles vão crescer.

Para meninos: Você tem, logo aí. São somente pequenos e lisos.

O que é isto?

São meus mamilos. Olhe, você tem mamilos também.
São pequenos.

Para meninas: Eles serão maiores quando você crescer e tiver os peitos maiores.

Para meninos: Eles serão maiores quando você crescer, mas somente mulheres crescidas têm seus peitos grandes. Os peitos do homem ficam pequenos e lisos.

O que é isto?

É um pênis.

Para que serve?

É com ele que os meninos fazem xixi.

Olhe, ele fica duro.

Certo! Todos os pênis fazem isto de vez em quando.
Papai tem um pênis também?
Tem; todos os homens e meninos têm um.
Ele fica duro também?
Algumas vezes. Ele se sente bem assim.

O que é isto?

Chama-se vulva.

Por que é toda cabeluda?

Todas as mulheres crescidas têm cabelos aí.

Por que eu não tenho?

Para meninas: É porque você ainda não cresceu. Quando você crescer, terá cabelos aí, igual à mamãe.

Para meninos: Você terá cabelos em volta do seu pênis quando crescer.

O que é este saquinho? Tem bolinhas.

É um escroto, e os dois caroços parecidos com bolinhas chamam-se testículos.

Por que o bebê não tem um pênis como eu também?

Para meninos: Porque o bebê é uma menina, e faz xixi por um lugar diferente. Sua urina sai por um outro buraquinho que fica na sua vulva. Meninos como você têm pênis para urinar. Meninos e meninas são feitos diferentes.

O que é isto no bebê? Eu não tenho um igual.

Para meninas: Isto é um pênis, e é daí que sai a urina dele. As meninas urinam por um lugar diferente, na vulva. Quando você urinar poderá ver. As meninas e os meninos são feitos diferentes.

O que é isto no meio das minhas pernas?

Para meninas: Isto é a sua vulva, que tem partes importantes dentro dela.

Como eu posso vê-la?

Assim: sente-se e abra um pouco suas pernas. Agora segure este espelho que eu lhe mostro. Aqui em cima está o seu clitóris. Depois, este é o buraquinho por onde sai a sua urina. E isto agora é a sua vagina. É por aí que o seu bebê sairá algum dia, quando tiver crescido, se você quiser ter um.

O *que é isto aqui embaixo?*

É o seu ânus, por onde sai o seu cocô. Viu que pertinho ele está da sua vulva, onde está sua vagina e o buraquinho de fazer xixi? A vulva é limpinha, mas o seu cocô tem bichinhos que podem causar doenças. É por isto que você deve se limpar da frente para trás, deste jeito, depois de fazer cocô. Assim o seu cocô não sobe até aqui, e não deixa a sua vagina ou o seu buraquinho de fazer xixi ficarem doentes. Além disso, a gente sempre lava as mãos depois de se limpar.

O *que é esta pontinha?*

Isto é o seu clitóris.

Para que serve?

Ele faz você se sentir bem, tocando-o. O pênis do seu irmãozinho também o faz se sentir bem quando ele fica duro.

O meu também fica duro?

Fica, mas é difícil de ver. E é gostoso. Todas as meninas são feitas assim.

A mamãe também?

A mamãe e a sua irmãzinha.

E o papai também?

Não, o papai é como seu irmão. Todas as pessoas são feitas ou como meninas ou como meninos. Mas quando você for mexer com o seu clitóris ou com o seu pênis porque é gostoso, faça longe de outras pessoas, em um lugar com a porta fechada. As pessoas preferem que outros não vejam, e se sentem melhor assim. Eu também.

O papai também?

O papai também. Quando a porta estiver fechada, por favor, não entre.

Minha irmãzinha também?

Também. Todo mundo.

E o meu irmãozinho?

Ele é mais novo que você e ainda não entende que tem horas em que as pessoas não querem ser amoladas. Quando ele crescer, você pode ensiná-lo que quando alguém fecha a porta é porque não quer ser amolado.

Por que eu não posso fazer xixi na banheira?

Porque o vaso é para fazer xixi e as banheiras são para tomar banho. Se você quiser fazer xixi na banheira faça antes de soltarmos a água. As pessoas gostam de tomar banho em água limpinha, não em água com xixi.

Por que eu não posso brincar com meu xixi?

O seu xixi é limpinho quando sai de você, mas se ele cai nas roupas ou no chão, depois ele fica com um cheiro que as pessoas não gostam.

Por que o cocô é sujo?

Porque ele tem muitos bichinhos. Esses bichinhos são nossos amiguinhos e nos ajudam quando estão dentro do nosso corpo. Mas os nossos bichinhos não são bons para outras pessoas, e deixam o cocô com aquele cheiro. Por isso a gente toma cuidado para pôr o cocô no vaso e lavar as nossas mãos depois que nos limpamos, antes de pegar em outras pessoas. Desse jeito todo mundo fica mais limpo.

Por que eu preciso ir ao banheiro? Eu gosto mais de fazer cocô fora.

Se você fizer assim, e todo mundo fizer assim também, logo vai haver bichinhos por todo lugar. E nós não teríamos lugares limpos para andar, e o cheiro não iria ser bom também. Devemos tomar cuidado para dar descarga, assim os bichinhos irão embora pelo vaso e não deixarão ninguém doente.

Por que eu devo lavar as mãos antes de brincar com meu pênis ou com minha vulva? Lá é sujo?

Não. Lá também fica limpo quando você toma banho, igualzinho ao resto do seu corpo. Mas as suas mãos podem não estar limpas. Não se esqueça que a gente procura manter as nossas mãos limpas, lavando-as várias vezes por dia.

Por que eu preciso vestir roupas?

Aqui em casa você não precisa, se não estiver frio. Se houver visitas ou para sair de casa, aí você deverá pôr roupas. Isso é porque quase todas as pessoas gostam mais de ver os outros vestidos, quando são de outra família. Dentro de casa as pessoas podem resolver como ficar, como nós fazemos aqui em casa.

Mas se chegar visita, eu estou na minha casa.

É verdade. Mas *eles* tiveram que colocar roupas para vir aqui, então nós também temos que vestir-nos. As pessoas se sentem mais à vontade quando estão visitando outras se todo mundo estiver usando roupas.

3
TRÊS E QUATRO ANOS

Os dois anos compreendidos entre o terceiro e o quinto aniversários são freqüentemente chamados os anos do pensamento mágico. Embora a capacidade da criança de pensar logicamente esteja se desenvolvendo, haverá ocasiões em que ela explicará situações em termos mágicos. Um menino poderá estar convencido de que quando crescer, casar-se-á com sua mãe; ou a menina que acredita que virá a se casar com seu pai.

Seja qual for a mágica, é muito importante não zombar dela, ou repreender ou diminuir a criança. Dê somente uma simples explicação dos fatos: "É uma boa estória, e eu fico contente que você goste tanto de mim que queira se casar comigo, mas os pais e as mães não se casam com seus filhos. Quando você crescer você encontrará alguém mais ou menos da sua idade para se casar. Então você terá sua nova família, e ainda será parte da sua velha família, e as duas famílias poderão se visitar".

Você poderá se perguntar o que estará por trás da necessidade desta explicação "mágica". Um dos pais que se ausentou em uma "longa" viagem (três dias parecem muito tempo nesta idade), ou que talvez esteve trabalhando fora até depois da hora em que as crianças vão para a cama, ou ainda, quem sabe, uma interrupção muito brusca e prematura do carinho, das carícias ou do aconchego, como mencionado no último capítulo? À medida que a criança cresce e amadurece, os pais e os outros adultos inevitavelmente passam a cuidá-la de uma forma diferente, do jeito que consideram mais apropriado ao novo nível de desenvolvimento. A criança, entretanto, encontra-se dividida quanto a essas mudanças, pois ao mesmo tempo que deseja ser "crescida", deseja manter os privilégios do tempo de bebês. O conflito poderá ser especialmente marcante, se chegou um novo bebê na família.

As crianças se vêem freqüentemente confundidas por este conflito e por sua ânsia por um contato mais próximo, por uma maior atenção da parte de um dos pais. É difícil para a criança se basear na realidade diária para conciliar os padrões de comportamento apropriados para um ser de três anos, e as preocupações dos pais com assuntos como trabalho, negócios, viagens e afins. Então surge o pensamento mágico: "Quando você se casar terá mais tempo com a pessoa que ama"; ou "Você poderá ficar acordado até mais tarde"; ou "Ele (ou ela) o abraçará bastante". Portanto: "Eu vou casar quando crescer e então tudo vai estar bem".

Você pode querer traçar um paralelo entre esse tipo de raciocínio moral e aquele de um adolescente quando diz, "Tão logo eu tenha uma relação sexual, eu serei um adulto", ou "Eu preciso de alguém que me ame, pois o meu (pai ou minha mãe) não me ama, então vou ter um filho que irá me amar".

Este tipo de pensamento mágico é apropriado para uma criança de três ou quatro anos, que não pode influir sobre ele, e à qual podem ser dadas inúmeras chances para se desenvolver na direção de um raciocínio mais racional e moral. Não será apropriado e deverá chamar a atenção se uma criança de oito a onze anos ainda raciocina com bases nestes padrões. Certamente vale o mesmo para um adolescente. Ao querer promover alterações no padrão de raciocínio de uma criança de três ou quatro anos, procure fazê-lo delicadamente e com paciência. Você será capaz de firmá-lo durante os anos "de realidade" que se aproximam, começando aos cinco e seis anos de idade. Desenvolver a capacidade de tomar decisões baseadas no conhecimento e na razão é a base da instrução moral.

Aos três e quatro anos, a sexualidade da criança está se desenvolvendo juntamente com o restante de seu corpo. Aos três anos a criança aprendeu a definir os limites entre o "eu" e o "outro". Agora a criança deve aprender os limites do comportamento; mas a sexualidade nos seus amplos aspectos sociais é algo difícil de dominar para a criança de três ou quatro anos. Atos sexuais específicos são geralmente escondidos, e o assunto não é discutido como outros aspectos comuns da vida. Há muito campo para confusão como quando se diz, por exemplo, que não há problema em seu usar um minúsculo traje de banho (sexualidade pública), em comparação ao uso de roupa íntima (sexualidade íntima). Como e quando uma criança chega a entender as sutilezas de tais diferenças?

O fato das funções excretória e reprodutiva se localizarem em uma mesma pequena área do corpo pode ser uma fonte de confusão para alguém de três ou quatro anos. Experimentar diferentes formas para urinar encanta as crianças, principalmente as meninas, que com freqüência tentam fazê-lo em pé. Aos quatro anos também querem saber de onde vêm os bebês, e como saem da mãe.

Por essa idade as crianças se restringem aos fatos durante a discussão de como as crianças são feitas, porém estão muito preocupadas com as formas de excreção. Estão muito interessadas no que as pessoas fazem no banheiro e em jogos verbais do tipo: "Você é um cocô!" "Você é um outro cocô!" Em situações desagradáveis as crianças podem agarrar seus genitais e sentir vontade de urinar.

As crianças irão inevitavelmente desenvolver suas próprias idéias sobre de onde as crianças vêm, não obstante o que seus pais lhes digam. Mesmo quando presenciam uma relação sexual, raramente conseguem associá-la com a forma com que os bebês são feitos. É por isto que as crianças continuam fazendo as mesmas perguntas, repetindo-as várias vezes. Estão simplesmente procurando entender.

Pelo fato da capacidade de compreensão do processo reprodutivo variar tão amplamente entre crianças de uma mesma idade, é essencial que os pais ouçam sempre as crianças, para ajudá-las a discernir em meio às confusões mágicas e conexões ilógicas. Isto ocorrerá muitas vezes, porém cada uma delas será uma oportunidade para fornecer-lhes não somente fatos, mas atitudes, sentimentos, expectativas e valores positivos. Tudo isso faz parte da vida das pessoas por todo o mundo.

Os jogos sexuais entre crianças do mesmo sexo ou do sexo oposto ocorrem de maneira adequada durante a infância sem danos aparentes, exceto quando os adultos os transformam em algo demasiadamente importante.

Para crianças de três e quatro anos, manipular seus próprios genitais, afagar, beijar e tocar um ao outro, são fatos comuns entremeados de muitos risos e cócegas tanto em jogos entre o mesmo sexo como com o sexo oposto. Isto nos faz recordar os jogos grupais de cachorros e gatos quando são filhotes. Aos quatro anos, jogos sexuais como "médico" e "mamãe e papai" são comuns e muito úteis para o estabelecimento da realidade, assim como para a questão das diferenças dos caracteres sexuais primários entre ambos os sexos.

É interessante que, apesar da inquestionável evidência de que as experiências de exploração e experimentação do corpo e genitais parecem ser quase universais, muitos adultos recusam-se a aceitar tal comportamento como natural em seus filhos porque não se lembram de tais jogos sexuais em suas próprias infâncias. Você poderá tentar ativamente recordar-se de suas experiências da infância, e ver o que surgirá. Tenha em mente que "esquecer" decorre mais freqüentemente da dor causada pelas rígidas proibições dos adultos, ou pela temida raiva ou punição dos mesmos, que possam ter acompanhado tais incidentes.

Poucos pais têm consciência de quanto da educação sexual mais duradoura de uma criança é transmitida antes desta freqüentar qualquer escolinha. Esta educação não só é baseada nas informações recebidas diretamente, mas principalmente em atitudes apreendidas dos pais, de outras pessoas e da televisão. Sejam positivas ou negativas, essas atitudes sexuais são transmitidas às crianças, com ou sem palavras, através de uma infinidade de meios.

A criança de três anos está entrando no período de maior desenvolvimento da linguagem, porém os pais têm freqüentemente medo de palavras que forneçam à criança uma informação factual direta, temendo "pôr idéias em suas cabeças". Mas se as crianças não tiverem idéias, de onde virão as perguntas? Assim como os adultos, as crianças só podem usar as informações que conseguem entender. Preocupe-se se estiver explicando muito pouco, e não se estiver explicando bastante. Você rapidamente poderá dizer se o nível de informação que está oferecendo é adequado ou não.

Muitos pais se preocupam excessivamente se o seu filho os viu tendo relações. Se eles permanecerem calmos dizendo: "Nós nos amamos e estávamos brincando um com o outro", a criança aceitará e poderá inclusive sentir-se mais à vontade quanto à sua própria atividade sexual.

Alguns pais chegam mesmo a tentar esconder demonstrações diárias de afeto. Isto pode indicar uma larga faixa de aspectos sexuais negativos, assim como um retardo no seu próprio desenvolvimento, podendo influir fortemente com o passar do tempo na vida de seus filhos. As crianças apreciam muito e se desenvolvem em um ambiente em que o amor é expressado abertamente.

Obviamente, evitar um assunto pode freqüentemente atrair atenção sobre o mesmo. Contudo, mesmo sem ignorar ou fugir das perguntas das crianças ou de seus sentimentos, haverá momentos em que será dito simplesmente: "Este é o jeito que queremos aqui em casa". As crianças que tiverem confiança, acreditando no amor de seus pais por elas próprias, e na disposição desses em responder suas perguntas, geralmente aceitarão tais decisões tranqüilamente, mesmo que naquele momento possam não entender ou não concordar com as mesmas.

As crianças devem deixar esses anos "mágicos" com um forte sentido das realidades da vida diária, de quem e o que ele próprio é, e da aprovação do pai e da mãe. Mesmo assim os pais continuarão a orientá-lo em direção a um comportamento cada vez mais maduro.

Alguns pais temem serem abertos para com seus filhos quanto a sexo com medo de que estes dividam seus conhecimento com seus companheiros, cujos pais podem opor-se. As crianças *sempre* compartilham informações sobre sexo, quer os pais queiram, quer não. Apesar disto, o importante é que seu filho possa contar sempre com você para dizer-lhe a verdade. Isto protegerá seu filho de um dano potencial, assim como de uma possível disfunção sexual posterior em sua vida, ambos causados muitas vezes pelas inverdades e tabus transmitidos por outras crianças e mesmo perpetuados pelos adultos.

Não fuja assustado de oportunidades que possam dar abertura para se discutir sexualidade, ou do surgimento de perguntas sobre sexo que seu filho pode estar há tempos criando coragem para lhe perguntar. Nos próximos anos, você deverá querer que seu filho seja capaz de dizer aos seus amigos com segurança e orgulho: "Vou perguntar ao meu pai ou a minha mãe — eles sempre me respondem tudo".

Como é que o papai tem mamilos, mas não tem mamas?

Os homens não têm mamas atrás dos mamilos, porque eles não dão de mamar aos bebês. As mamas são para que as mamães alimentem seus bebês, por isso é que elas têm mamas.

Por que esta mama é maior que a outra?

Todo o nosso corpo é feito deste jeito. Todo mundo tem um pé maior que o outro, uma perna um pouquinho mais comprida e uma mama um pouco maior. Essas coisas são diferentes em pessoas diferentes.

Por que seus mamilos são mais escuros que os da tia Maria?

Todo mundo é um pouco diferente das outras pessoas. Você já viu que algumas pessoas são mais altas ou mais gordas, com cabelo mais escuro ou loiro, ou com narizes grandes ou pequenos. Mamas, mamilos, dedos e todas as partes do corpo também são diferentes umas das outras.

Para que serve o umbigo?

Agora, para nada. Antes de você nascer, enquanto você crescia dentro de mim em um lugar que se chama útero, o umbigo era o lugar onde uma mangueirinha ligava você a mim. Essa mangueirinha se chama cordão umbilical, e você recebia comida através dele até que cresceu bastante para nascer. O umbigo mostra o lugar onde ficava o cordão umbilical. Depois que você nasceu, não precisou mais dele.

Como se chama este saquinho embaixo do meu pênis? Para que serve?

Ele se chama escroto. Segura duas coisas meio redondas que são chamadas de testículos. Elas vão fazer esperma quando você for mais velho, provavelmente com treze anos. Os homens precisam do esperma para ajudar a fazer um novo bebê.

Por que eu tenho uma pele que cobre a pontinha do meu pênis e o Tomás não tem?

Quando você nasceu o médico disse que estava tudo bem em deixarmos a pele no seu pênis. Ela se chama prepúcio, e os pais e o médico do Tomás provavelmente acharam melhor tirá-la. Quando é feito isso, chama-se circuncisão ou operação da fimose. Os médicos e as famílias têm opiniões diferentes a esse respeito. Não se esqueça de puxar seu prepúcio e lavar seu pênis com cuidado toda vez que você tomar banho.

As meninas podem ser circuncisadas?

Não no Brasil. Em alguns países as meninas são circuncisadas, mas nós não achamos isto certo.

Papai, por que você tem pêlos no peito?

Isto é uma das coisas que podem acontecer quando os meninos crescem e se tornam homens. Não são todos iguais, alguns homens têm muitos pêlos pelo corpo e outros têm só um pouco. As mulheres também têm pêlos pelo corpo, mas os homens geralmente têm mais.

Vai me machucar colocar o dedo na minha vagina?

Se você fizer isto devagarzinho e com cuidado, não; mas nunca coloque outras coisas que podem arranhá-la ou fazer um furo e machucar. Não se esqueça que a sua vagina vai abrindo devagar, então cuidado para colocar seu dedo. E sempre lave suas mãos antes.

Mamãe, o que tem naquela caixa embaixo da pia, aquelas coisas brancas?

Acho que você está falando dos meu absorventes (tampões). As mulheres usam isto para segurar um líquido que sai da vagina por alguns dias todos os meses. Isto se chama menstruação. É uma palavra difícil, e algumas pessoas dizem "estar incomodada". O líquido (fluxo menstrual) tem uma cor vermelha porque tem um pouco de sangue, e se eu usar o absorvente (tampão) não manchará minha calcinha.

Acontece com você?

Agora não, mas acontece todos os meses. Acontece com todas as mulheres crescidas.

Machuca, dói?

Não, não dói, é algo natural e só.

Dá para a gente ir ao banheiro quando acontece?

Claro! Isto não interfere em nada, é só você tirar o absorvente (tampão) quando for ao banheiro, enrolar em um papel e jogar fora. Depois você coloca um novo. (Para meninas: Dentro de alguns anos, talvez quando você tiver por volta de doze anos, você começará a ficar menstruada, aí eu vou mostrar tudo isto para você.)

Por que a gente fica menstruada?

Faz parte das coisas que acontecem no corpo da mulher para que algum dia ela possa ter um bebê.

Como as meninas fazem xixi?

Elas geralmente sentam, assim não molham as pernas. O buraquinho por onde sai o xixi fica dentro da vulva. Ele não sai para fora e para frente como o pênis de um menino.

E se eu quiser fazer xixi em pé como os meninos?

Se você abrir bem as pernas, bem em cima do vaso, conseguirá fazer xixi em pé, mas se você molhar o assento, terá que limpá-lo! Por que você não treina no chuveiro para ver se consegue sem fazer sujeira? É muito mais fácil para as mulheres sentar para fazer xixi.

Por que eu não posso sentar e descansar enquanto faço xixi como você?

Para meninos: Se você quiser pode, e alguns homens gostam. Mas você terá que tomar cuidado para apontar seu pênis para baixo dentro do vaso. Se você molhar o assento ou o chão, terá que limpá-los.

Tomás disse que na escola as crianças do primeiro ano têm banheiros separados para meninos e meninas. Por quê?

Porque muitas pessoas acham que é importante para os meninos e as meninas estarem separados quando vão ao banheiro em um lugar público. Quando as pessoas estão em sua casa com a sua família, as coisas podem funcionar de outro jeito.

Por que o vovô não me deixa colocar a mangueira entre minhas pernas e ficar esguichando?

Eu sei que é gostoso. É porque ele fica chateado quando pensa que você está fazendo brincadeiras com coisas como fazer xixi, que ele acha que não são coisas para se fazer na frente de todo mundo. Tente não se esquecer disso quando ele vier nos visitar. Ele é nosso convidado quando estiver aqui, e nós o amamos, por isso devemos tentar não aborrecê-lo. Quando ele não estiver aqui, você terá muito tempo para brincar com a mangueira.

Por que a mãe de Laurie não nos deixa irmos juntos ao banheiro quando estou brincando na casa dela?

Ela provavelmente acha que meninos e meninas devem ir separados ao banheiro, e você já está crescido para entender isso. Na casa dela as coisas são do jeito que ela gosta, assim como aqui em casa as coisas são da forma que a mamãe e o papai acham melhor.

Então por que nós vamos ao banheiro juntos na escolinha?

Talvez a tia da escolinha pense da mesma forma que nós quanto aos banheiros. Se você não se sente bem assim, pode pedir para ir ao banheiro sozinho; se não, é perfeitamente normal irem todos juntos ao banheiro.

Por que a Laurie não tem um pênis? Foi cortado?

Claro que não. Não se corta nenhum pênis fora, pode ter certeza disso. As meninas nunca têm um pênis. Elas têm outras coisas: um clitóris, que as faz sentir bem; uma vagina, para fazer bebês; e uma uretra, para urinar. Os meninos fazem estas coisas com seu pênis. Se a Laurie tivesse um pênis ela seria um menino.

Não é justo! Jimmy tem um pênis para brincar e eu não. Por quê? (Veja pág. 35 para crianças menores).

Porque você é uma menina. Mas pense em todas as coisas boas que você tem e Jimmy não. Aqui, venha, com uma lâmpada e um espelho e olhe. Não se esqueça de lavar suas mãos antes pois elas quase sempre estão sujas com muitos bichinhos.

Viu como você tem que abrir os lábios da sua vulva para ver lá dentro? Eles ajudam a manter tudo bem protegido e limpo. Você já conhece este pequeno botão aqui em cima; é o seu clitóris. Ele está aí especialmente para dar prazer, e ele também cresce quando você brinca com ele do mesmo jeito que o pênis do Jimmy. Aqui logo abaixo do seu clitóris está a abertura da sua uretra, ou o buraquinho por onde sai o xixi. Depois temos a sua vagina. Todas estas coisas são gostosas quando você mexe nelas. É isto que as meninas têm. Os meninos têm pênis.

Como eu posso brincar com elas? Lisa esfrega uma perna contra a outra, e Sally coloca o dedo em sua vagina.

Você pode tentar várias formas diferentes, a melhor forma é aquela que for mais gostoso para você.

Papai, qual é o jeito certo de brincar comigo?

Brinque do jeito que você achar gostoso. Não há só uma maneira "certa".

Janie disse que tem uma vulva com muitas coisas dentro e eu não tenho. O que é uma vulva? Por que eu não tenho uma?

Porque você é um menino. As meninas e as mulheres têm vulvas entre suas pernas em lugar de um pênis, como você e o papai. Dentro da vulva elas têm um clitóris que dá uma sensação gostosa quando mexem nele, uma uretra para urinar e uma vagina para fazer um bebê quando elas crescerem. Os meninos não têm vulva, mas as meninas não têm pênis. Todo mundo tem que ter algo especial.

O que é a uretra?

É o tubinho que liga a bexiga (onde fica guardada a urina) com a parte de fora do corpo. Pode ficar no pênis, no caso dos homens, ou no caso das mulheres, terminar em uma abertura chamada meato, logo abaixo do clitóris dentro da vulva.

Por que meu pênis fica duro quando eu brinco com ele?

Você já viu como a mangueira fica mais dura quando tem água passando por ela? Quando você brinca com seu pênis porque é gostoso, entra mais sangue dentro dele e o deixa mais duro. Quanto mais você brinca, vai ficando cada vez mais gostoso e ele cada vez mais duro, até que você se sente satisfeito. Aí ele volta a ficar mole novamente.

Por que fica molhado no meio das minhas pernas quando eu brinco comigo?

O seu corpo tem um jeito especial de deixar ainda mais gostoso quando está brincando com você mesma. É uma lubrificação, um líquido que escorrega e é bem liso quando pegamos nele. Não deixa que você fique muito seca ao se esfregar, do mesmo jeito que a saliva na sua boca.

Por que eu posso brincar comigo no meu quarto e não na sala?

Porque a maioria das pessoas acha que sexo não é algo para ser feito em público. Elas ficariam embaraçadas se isto acontecesse, por isso nós tentamos não fazer nada na frente delas que as possa deixar chateadas. Se você ficasse brincando com você, na sala, enquanto está assistindo à televisão sozinha, não haveria problema. Mas imagine se alguém chega para nos visitar e você esquece e continua o que está fazendo? É por isso que é melhor se masturbar em um lugar não tão público, com a porta fechada, como no seu quarto onde as visitas não vão entrar sem que você as convide.

O que é fazer amor?

É ter o prazer junto com outra pessoa. Geralmente significa ter junto com alguém aquelas sensações gostosas. Você sabe como é gostoso quando você mexe com seu pênis (clitóris). Quando isto acontece com outra pessoa junto é gostoso para os dois. Isto faz parte do fazer amor.

Quem pode fazer amor?

As pessoas que já cresceram o bastante para saber tomar conta de si mesmas. Duas pessoas que se amem e gostem uma da outra podem fazer amor.

Por que Jimmy disse que um menino não pode beijar o seu pai na boca?

Eu não sei porque ele disse isso. Talvez na família dele as pessoas não se beijem na boca, mas é claro que você pode beijar na boca, menos quando você estiver com a boca cheia.

Por que não podemos ficar sem roupa quando estamos brincando?

Eu prefiro que as pessoas usem roupas a maior parte do tempo aqui em casa. Talvez seja porque eu fui acostumado assim com o vovô e a vovó. Cada família pode decidir como vão ser as coisas em casa, e talvez na sua casa quando você crescer, você prefira não usar roupas. Eu não me sinto à vontade quando você está sem roupas e temos visitas, sejam elas crianças ou adultos.

A babá de Jimmy nos viu sem roupa, disse-me que eu era uma menina ruim e mandou-me de volta para casa. Por que ela fez isto?

Você sabe que famílias diferentes pensam de maneira diferente sobre as mesmas coisas. Algumas pessoas não gostam que mesmo crianças brinquem de coisas como "médico" e "papai e mamãe". Nós achamos que não há nenhum problema. Acho que daria para não esquecer de fazer essas brincadeiras *aqui*, e não tirar sua roupa na casa de Jimmy novamente, não? Seria muito melhor assim.

Mamãe, se as pessoas podem vê-la de biquini, por que não podem vê-la de calcinha e sutiã?

Na nossa sociedade, é um costume poder usar biquini em público sem problemas, mas não calcinhas e sutiãs, apesar de serem quase do mesmo tamanho. Muitas pessoas vêem algo de sexo em roupas de baixo, mas não em biquinis. Acho que por causa da minha educação o único homem com quem eu me sinto à vontade só com calcinhas e sutiãs é o seu pai. Pode ser algo bobo pensar assim, mas é assim que eu sinto.

Posso mexer no seu pênis papai?

Não. As crianças e os adultos não devem mexer nos genitais uns dos outros, como o pênis e a vulva.

Quando você ou a mamãe nos dão banho, vocês mexem em nossos genitais. Por que nós não podemos?

Isto é diferente, e é só por agora, quando estamos ensinando vocês a tomar banho e como se manterem limpos. Logo que a gente ache que vocês já podem tomar banho sozinhos, nós não daremos mais banho em vocês.

É ruim que minha irmãzinha e eu nos toquemos um ao outro no banho?

Não, pois são duas crianças juntas. Muitos irmãozinhos e irmãzinhas fazem isto quando são pequenos. Quando crescerem, provavelmente você e sua irmãzinha vão preferir tomar banho e se lavar sozinhos. Então você pensará de maneira diferente sobre quem você vai querer tocar. Por enquanto, lembre-se que crianças não fazem brincadeiras sexuais com adultos ou com crianças maiores, mesmo que sejam da mesma família.

Você e o papai se tocam quando estão no quarto com a porta fechada?

Claro que sim, e também tocamos um ao outro. Há muitas maneiras de as pessoas casadas mostrarem que se amam, e esta é uma delas.

Por que você e o papai fecham a porta?

Quando o papai e eu queremos ficar a sós, fechamos a porta. Isto quer dizer: "Por favor espere fora até abrirmos a porta." Quando você quiser estar a sós no banheiro ou no seu quarto, feche a porta e nós não entraremos sem bater antes, ou até que você diga: "Entre". Se você disser: "Por favor, não entre", nós não entraremos. Gostaríamos que você se comportasse assim conosco também.

Você ama o papai (mamãe) mais do que você me ama? Claro que não. Você é minha garotinha (garotinho), e o amor que os pais têm pelos filhos é muito especial. Não é o mesmo que têm por seu marido ou esposa, mas é importante do mesmo modo.

Papai, por que eu não posso dormir com você e a mamãe? É tão gostoso, eu adoro.

Bem, em primeiro lugar nós dormimos muito mais tarde que você e não queremos acordar tão cedo quanto você. Depois, você não sabe, mas se rola e dá voltas por toda a cama quando está dormindo, e sua mãe e eu precisamos dormir. E, por último, o mais importante, a cama é um lugar para sua mãe e eu estarmos a sós, onde nós podemos conversar, brincar, rir, fazer amor e algumas vezes até discutir um com o outro. Tudo isto é algo nosso, assim como a sua cama é uma coisa sua. Vamos deixar as visitas em nossa cama quando nós o chamarmos nos domingos e em dias especiais, mesmo assim não muito cedo pela manhã.

De onde as cegonhas trazem os bebês?
Quem disse a você que cegonhas trazem bebês?
Os meninos na rua.

Bem, você e eu sabemos que é uma divertida estória de faz-de-conta. Você não se lembra que antes do seu irmãozinho (irmãzinha ou o bebê de uma amiga) nascer, você colocou sua mão na minha (dela) barriga e o sentiu se mexendo lá dentro? Era um bebê de verdade, e nenhuma cegonha o trouxe. Eu o coloquei para fora através da minha vagina fazendo força com a minha barriga, e o segurei nos meus braços logo que ele nasceu, do mesmo jeito que fiz com você.

Como os bebês são feitos?
A mãe e o pai se juntam para fazer um bebê. O pai coloca seu pênis na vagina da mãe para que o esperma possa sair do seu pênis e encontrar o óvulo da mãe. É assim que começa a ser feito um bebê. (Veja pág. 65 para crianças mais velhas).

Por que os homens não podem ter bebês?
Só as mulheres têm um lugarzinho especial no seu corpo chamado útero, para o bebê ficar e crescer. Mas para fazer um bebê é preciso

uma mãe e um pai. O esperma do pai se junta com um óvulo (ovo) da mãe e é assim que se começa a fazer um bebê.

As crianças podem ter bebês? Que idade a gente tem que ter? (Veja a pág. 66 para crianças mais velhas).

Quando as crianças têm **treze ou quatorze anos** mais ou menos, os seus corpos já são capazes de fazer um bebê. Mas com essa idade, eles são muito jovens para estarem preparados para ter um bebê. Se isto acontecer não é bom para o menino e a menina e nem para o bebê, porque os seus pais ainda não estão crescidos o bastante para cuidar direito dele. Os dois deveriam já ter terminado a escola e estarem prontos para trabalhar. É complicado ser mãe ou pai cuidadoso e tomar conta de um bebê.

Quanto tempo demora para fazer um bebê?

O bebê tem que crescer dentro da mãe nove meses mais ou menos, antes de estar grande o suficiente para nascer.

Como se faz para escolher se será menino ou menina?

Não se escolhe. Ninguém sabe com certeza se o bebê será menino ou menina. De todo jeito, a maioria das pessoas não se importa tanto com isto como em ter um bebê com boa saúde. Geralmente os pais escolhem nomes para ambos, antes da criança nascer, e amam o seu bebê, seja ele menino ou menina.

Uma mulher pode ter um bebê sem estar casada?

Ela pode, mas geralmente é melhor para a mãe e para o bebê ter um pai junto deles. Mas você sabe que Susie e sua mãe não têm um pai morando com elas, se amam muito e cuidam uma da outra. Um pai também pode criar uma criança sozinho, se a sua mãe não vive com eles.

Dois homens ou duas mulheres podem ter um bebê?

Não, somente um homem e uma mulher podem fazer juntos um bebê. É preciso tanto o esperma do homem quanto o ovo ou óvulo da mulher juntos para fazê-lo. Mas dois homens ou duas mulheres podem criar uma criança, se decidirem adotá-la ou se um deles ou os dois já tiverem filhos quando decidiram viver juntos e construir uma família.

Posso tomar o leite do seu seio como meu irmãozinho?

Você pode experimentar se quiser. Mas eu acho que agora que você cresceu, poderá não gostar tanto como antes quando era um bebê. Você já é um menino(a) crescido, e pode comer muitas outras coisas que seu irmãozinho ainda não pode. Mesmo que você gostasse do leite, ele não seria suficiente, agora que você já é tão grande e já tem dentes para mastigar. O seu irmãozinho ainda não pode comer todas as coisas que você já pode, portanto, ele realmente precisa deste leite para ter um bom início de vida.

Se os seios são para alimentar o bebê, por que você dá mamadeira ao meu irmãozinho?

Você se lembra que ele mamou no meu seio por bastante tempo? Agora eu preciso voltar a trabalhar e não vou poder estar em casa na hora dele comer. Ele já é um meninão bonito e pode beber leite de vaca. Deste jeito a empregada ou o papai, se ele estiver em casa, podem dar leite para ele quando eu não estiver, e quando eu estiver em casa, darei o leite no seio.

Algumas mães dão de mamar no seio ao filho e outras não. A gente dá o leite ao bebê na mamadeira, segurando-a com carinho enquanto isso, para que ele perceba que nós o amamos.

Por que eu também não tenho leite nos meus seios igual à mamãe?

Para meninas: Porque você ainda não cresceu, e não tem um bebê para amamentar. Mesmo as mulheres crescidas com seios grandes geralmente não têm leite a menos que tenham tido um bebê há pouco tempo e que precisa dele.

Para meninos: Os homens e as mulheres são diferentes e os homens geralmente têm peitos muito pequenos. Mas geralmente só as mulheres que têm bebês é que têm leite nos seus seios.

Se você dá leite ao bebê só com mamadeira, o que acontece com com o leite nos seus seios?

Os seios param de fazer leite se nenhum bebê mama nele.

4

CINCO E SEIS ANOS

As crianças aos cinco anos parecem muito mais sérias e autoconfiantes do que aos quatro. Freqüentam uma escola "de verdade" e sentem que com isto estão entrando no mundo "real". Entendem seus próprios limites, tentando fazer primeiro as coisas que acham que têm capacidade de fazer. Começam então a se comparar com os meninos maiores do primeiro e segundo ano, pensando se algum dia chegarão a ser como eles. Adoram copiar os adultos em um importante ensaio para o futuro. Ao observar isto, os adultos devem ter em mente que as atuações das crianças não são somente representações, mas um assunto muito sério. Os jogos sexuais fazem parte deste assunto sério, e representar os relacionamentos adultos é um teste importante para a criança.

Possuem claramente uma orientação no sentido de realizações: "O que você pode fazer que eu também não saiba? O que eu posso fazer que você não pode?" Já estão familiarizados o bastante com as diferenças entre meninos e meninas, sentindo-se confortáveis o bastante quanto a sua competência no banheiro para terem perdido o interesse no que outras pessoas fazem lá. Interessam-se pelo que diz respeito aos adultos, procurando atuar como estes, especialmente quanto ao cuidar de crianças. São coisas muito importantes, porque aos cinco anos a criança ainda não está segura das razões de muitas das atividades dos adultos, particularmente daquelas do pai, que a maior parte do tempo não está em casa.

Nesta idade, as crianças ainda têm muitas idéias fantásticas sobre o processo de como são feitos os bebês, e como o parto geralmente ocorre em hospitais; há muita confusão sobre o que exatamente acontece ali. Algumas crianças pensam que as mães compram bebês, ou que o bebê precisa ser cortado da mãe, já que as pessoas vão ao hospital para uma cirurgia. Algumas crianças ainda não conseguem estabelecer uma relação entre o aspecto físico de uma mulher grávida com o fato de terem um bebê em seu interior, especialmente se não houve nenhum nascimento recentemente na família.

Sua própria sexualidade em desenvolvimento continua a ser o interesse central de toda criança. Embora muitas pessoas ainda acreditem no que Freud chamou de período "de latência" (um período em que a criança estaria relativamente desinteressada em sexo), muitos psiquiatras infantis de renome nos dizem que não existe tal período. O que ocorre é que a maioria das crianças aprende que sexo é algo reprimido pelos pais, passando a protegê-lo destes através da "clandestinidade". É claro que continuam a compartilhar uns com os outros todas as informações (corretas ou não) que possam vir a ter sobre esse poderoso objeto do seu interesse. Este é o momento de trazer alguns tópicos relacionados a sexo deliberadamente à tona, como forma de encorajar uma abertura quanto a este assunto com todos os membros da família. Isto pode ser feito ao mesmo tempo que se enfatiza a privacidade familiar a respeito dos assuntos sexuais com relação ao mundo lá fora.

A escola fornece um novo e possivelmente conflitante modelo de papel adulto — o (a) professor (a) — mas também contatos diários com crianças vindas de famílias com diferentes idéias quanto a muitos aspectos da vida, incluindo sexo. Isto pode resultar em conflitos relacionados tanto a atitudes quanto a comportamentos. Até o momento, a maioria das experiências sexuais da criança havia ocorrido sem a participação de outra pessoa. Agora tais experiências se expandem incluindo outras crianças, na escola ou na vizinhança de casa, através de jogos que estas utilizam, para explorar o sexo juntas. A maioria de nós se lembra de ter "brincado de médico" em nossa própria infância. As crianças fazem tais jogos quando têm três ou quatro anos, continuando a fazê-lo quando completam cinco ou seis. Foi e continua a ser uma predileção de todas as horas. Alguns pais, esquecendo sua própria infância, tornam esta atividade praticamente universal, algo dominado pelo medo e pela culpa. Há quase nenhuma ou pequena evidência de que experiências sexuais na infância com outrem prejudiquem seriamente o desenvolvimento e ajustamento futuros — desde que os pais não se perturbem e estejam à vontade para lidar de maneira realística com tais fatos, sem imprimir-lhes raiva, punição ou culpa. Desde que a criança não seja explorada por outras ou por adultos, e desde que ela queira ter tais experiências sem a participação de coações, a maioria dos jogos não traz prejuízo. Ao contrário, ajudam a criança a aprender o que deve saber a respeito do seu próprio corpo e do de outros.

Pensando e conversando sobre isto em conjunto, os pais podem chegar a reconhecer que os momentos íntimos compartilhados por seus filhos com outros da mesma idade, ocasiões naturais e eventuais

53

com irmãos e irmãs, primos e amigos, podem ser aceitos. Na verdade, alegre-se quando isto ocorre em sua própria casa, porque aí você não só terá algum conhecimento do que está se passando, mas também poderá acompanhá-los com uma conversa calma, deixando claro que não há problema em querer saber como as crianças do mesmo sexo e do sexo oposto são feitas. Poderá também deixar claro os limites e valores que você gostaria de introduzir em sua família. Garantindo a eles que sua curiosidade é justificável e boa, você estará reforçando a certeza a seus filhos de que seus corpos são exatamente da forma que devem ser. Logo que possível as crianças deverão ter bem claro que o prazer sexual, o ato em si e a reprodução, embora inter-relacionados, também são experiências que podem ser separadas umas das outras. Também é importante que comecem a entender os conceitos da sua responsabilidade pessoal pela saúde e bem-estar de seus próprios corpos, assim como pela saúde e bem-estar de qualquer outra pessoa com a qual cheguem a ter um relacionamento sexual. Embora este seja um período em que existe o risco da criança ser envolvida em um relacionamento sexual com alguém mais velho, se houver um entendimento mais abrangente do que vem a ser sexo, a criança estará menos propensa a ser enganada ou seduzida em uma relação indesejável.

O impulso para o prazer sexual nunca desaparece. Muitas pessoas se lembram de haver começado a masturbar-se por volta desta época. As crianças desta idade estarão fortalecendo a capacidade para o prazer sexual que poderá então desenvolver-se serenamente na vida adulta. Se seu filho(a) não se masturba, considere se não há sentimentos negativos em relação aos genitais. Se existirem, tente demonstrar que o pênis ou o clitóris são partes naturais do corpo, e que o prazer que trazem é algo bom.

Muito da socialização sexual ocorre sem o uso de palavras. Aos cinco anos a criança é muito competente quanto à leitura da linguagem corporal. A forma que os pais reagem frente a cenas na televisão, o tom de voz em conversas sobre tópicos sexuais ouvidas por acaso, a expressão facial ou o tom de voz face a situações sexuais inesperadas, da mesma forma que os silêncios significativos, assuntos não discutidos se a criança está a uma distância que poderá escutar, tudo contribui para sua educação sexual.

Isto tem também o efeito de tornar o sexo algo muito mais interessante, já que é tratado de maneira especial. Embora isto possa tornar o assunto assustador para a criança, é possível também resultar em esforços redobrados por parte desta no sentido de descobrir mais coisas a seu respeito. Você pode estar certo de que a criança nesta idade possui interesses eróticos. Um número demasiado de pais sepultou este conhecimento da sua infância, obrigando então seus filhos a buscarem outras crianças (e algumas vezes outros adultos) à procura de certezas, ao invés de dirigirem-se aos seus pais.

Apesar do consenso em nossa sociedade de que os pais devam dar informação sexual às crianças, muito poucos pais o fazem. Algumas mães contam algo às filhas sobre menstruação e gravidez, coisas de que os meninos não ouvem falar, da mesma forma que não são preparados para a ejaculação ou a polução noturna como algo esperado, as doenças venéreas que devem evitar, os métodos anticoncepcionais que devem usar, como evitar um possível estupro ou a ternura e docilidade que devem cultivar. O pai quase não fornece informações sobre sexo, ainda que seja ideal haver também o ponto de vista masculino para uma educação equilibrada, seja para meninos ou meninas.

Os pais tradicionalmente têm expectativas diferentes quanto aos padrões de comportamento apropriados para meninos e meninas. Os meninos têm sido premiados por serem firmes, impulsivos, curiosos, por explorar e assumir papéis de liderança. As meninas têm sido recompensadas por serem dóceis, obedientes, carinhosas, expressivas e preocupadas com o bem-estar do grupo. Mesmo atualmente — embora nossa atitude de maneira geral quanto a isto esteja mudando — podemos nos apanhar indo de encontro, por força do hábito, a uma postura que separa um tipo de comportamento e um conjunto de valores próprios para meninos de um tipo de comportamento e valores muito diferentes para meninas. Sempre leva algum tempo para que nossas atitudes alcancem o nosso discurso e a nossa forma de sentir as coisas. A maioria de nós preferiria que nossos filhos homens aprendessem a ser dóceis, carinhosos e preocupados com o bem-estar do grupo, da mesma forma que gostaríamos que nossas filhas aprendessem a ser líderes, curiosas e firmes.

Os padrões tradicionais para meninos e meninas contribuem para que tenham atitudes diferentes em relação à sexualidade, assim como diferentes formas de comportamento sexual. Se esperamos e estimulamos os meninos a verem a si mesmos como poderosos, agressivos, ambiciosos, com o controle em suas mãos, estaremos instruindo-os para um tipo de comportamento sexual. Por outro lado, se esperamos e estimulamos as meninas a serem dóceis e carinhosas, obedientes e passivas, elas tendem a comportar-se de forma muito diferente ao externar seus próprios sentimentos sexuais e responder aos avanços sexuais de outros. Em outras palavras, ao se ter expectativas distintas para meninos e meninas por serem de sexo diferentes, provoca-se danos em ambos, não só individualmente mas também em suas relações.

Os meninos tendem a encarar experiências sexuais com outras pessoas como aventuras excitantes que satisfazem sua curiosidade; as meninas encaram estes mesmos encontros sexuais como uma coisa invasora de sua privacidade e degradante, a menos que estejam convencidas de sentirem amor. Da mesma forma, ao sofrer as investidas de um adulto, uma menina é mais propensa a ser mais vulnerável que um menino, já que a treinamos a ser mais dócil e obediente.

As diferentes expectativas que temos para meninos e meninas e a maneira que os treinamos, também afetam diretamente sua função sexual como adultos. Mulheres passivas, mulheres que são demasiado "boazinhas" para desfrutar de sua própria sexualidade, homens agressivos, excessivamente preocupados com o "desempenho" na cama ou que praticam estupros, companheiros que nunca discutem suas necessidades: estes são alguns dos resultados dos papéis sexuais que estimulamos em nossos meninos e meninas em desenvolvimento.

Os pais geralmente se aborrecem quando seus filhos trazem, do jardim de infância ou dos primeiros anos da escola para casa as palavras "sujas" que aprenderam e usam entre eles. Freqüentemente não possuem clareza do seu próprio significado. Cabe aos pais estabelecer a conexão com os nomes convencionais que já deverão ter sido aprendidos. Quando a criança usa um termo como "pinto" por exemplo, deve lhe ser dito que esta é a palavra usada na gíria para pênis. Uma técnica muito melhor do que punições é que os pais contem para os filhos o "segredo" sexual tão bem guardado, que é o fato de muitas pessoas usarem estes mesmos termos "sujos" na intimidade, mesmo que não seja educado dizê-lo em público. Rir juntos de algumas destas incongruências ridículas do mundo adulto rompe algumas barreiras tanto para crianças como para os pais.

É importante que a criança entenda que grande parte da gíria sexual é pejorativa em relação às mulheres. Os pais têm aí uma oportunidade única — poderíamos até chamá-la de obrigação — de ajudar seus filhos a entender muito da exploração sexual, sua e de outros, implícita em muitas gírias sexuais. Como uma mulher se sente quando sua vagina é chamada de boceta? Por que usar a palavra caralho para xingar? Significa pênis, e pênis é algo bom. Por que usar seu outro nome com esta finalidade? Este tipo de gíria é mais usado geralmente de uma forma pejorativa para meninas e mulheres, de tal forma que reflete a predominância de estupros de mulheres por homens. Da mesma forma a maioria dos abusos sexuais de crianças envolvem meninas e homens adultos.

Há uma discrepância em nosso vocabulário sexual que tem implicações sérias: devido a que durante séculos não se permitia às mulheres obter prazer do sexo, o vocabulário sexual feminino é quase inexistente. Embora os homens freqüentemente usem outros nomes para partes sexuais ou funções (pinto/pênis, "gozar"/ejacular, ficar duro/ereção e outras), termos equivalentes para partes femininas e funções — como ereção do clitóris, lubrificação, ponto de Grafenberg e orgasmo por exemplo — não são tão conhecidos.

Geralmente não é possível para uma outra pessoa perceber a vagina de uma menina ficando lubrificada, ou seu clitóris endurecendo-se, assim ninguém ficará sabendo que ela está excitada a menos que ela o diga. Como ela não possui os termos para dizê-lo, ela própria poderá ser incapaz de reconhecer tais sinais como sexuais. É fácil de ver uma ereção no homem, porém não contando com uma forma similar de comunicação não-verbal da excitação, a menina não possui nem mesmo a certeza de suas sensações e sentimentos, muito menos é capaz de expressá-los.

Há muitas evidências de que as crianças comportam-se com responsabilidade desde que lhes sejam fornecidos modelos racionais. Os pais podem reforçar sua moral básica própria e sistemas de valores estando abertos para auxiliar a criança a elaborar novas idéias trazidas da escola ou através dos amigos. Por exemplo, quase toda semana após o jantar os pais podem propor jogos como "Que coisas engraçadas (ou diferente ou doidas) sobre sexo as crianças conversaram na escola esta semana?" Através destas conversas encorajadoras, os pais podem reforçar continuamente que estão disponíveis para auxiliar no crescimento sexual da criança. A informação casual de que a introdução de qualquer objeto nos orifícios do corpo pode ser perigosa, assim como sugerir que existe mais de uma forma de se masturbar, ter relações ou fazer amor, podem fazer parte de uma conversa. Estes comentários servem para reforçar o sentimento na crianças de que "Eu sou dono do meu corpo e portanto responsável por ele assim como por seus prazeres e ações, e posso contar seguramente com meus pais para compartilhar minhas dúvidas quanto a sexo e meus sentimentos."

"São seis horas — você já abraçou seu filho hoje?" — é uma mensagem de relações públicas para os pais dizendo que abraçar, acariciar e tocar são formas de criar e educar um filho. As crianças e os adultos nunca perdem sua necessidade de contato corporal, pois ele traz de volta o calor e a segurança que conheceram quando bebês. Porém, um pai e uma mãe que têm claro este fato quando se trata da relação entre os dois, poderão ficar temerosos dos sentimentos que este contato pode fazer aflorar nas crianças — e neles próprios. Se tais sentimentos chegarem a ocorrer, da parte dos pais ou das crianças, eles podem e devem ser trazidos à tona e discutidos livremente como normais. Menos que causas de alarme, são oportunidades para se conversar sobre respostas sexuais, que tipo de reações são apropriadas e com quem.

Pode ser esclarecedor e confortante para uma criança saber que os sentimentos sexuais agradáveis que ela vivencia são os mesmos que a mamãe e o papai têm, e estão relacionados com o amor que ambos sentem um pelo outro. A discussão sobre a inadequação de atitudes sexuais baseadas em tais sentimentos quando estes se estabelecem entre pais e crianças, auxiliará a criança a assumir responsabilidade quanto ao controle da sua própria sexualidade. Toda e qualquer pessoa, seja ela criança ou adulto, tem *sempre* a opção de dizer "não" a qualquer investida sexual. É essencial que se enfatize que *ambas* as pessoas envolvidas devem se sentir à vontade com o que está acontecendo. O sexo não será agradável se um dos dois não estiver à vontade com o parceiro, que deverá ser uma pessoa apropriada, com mais ou menos a mesma força. A inadequação do sexo praticado entre adultos e crianças, ou entre adolescentes e crianças (um que possui muito mais força, e outro que é muito menos poderoso) deve ser sempre lembrada, nunca escondida. Deve ficar entendido que o abuso de crianças deve ser evitado.

Novamente aqui, as experiências sexuais de crianças com outras da mesma idade pode ser um fator de segurança. Se seu filho possui amiguinhos bem ajustados *da sua própria idade*, você poderá estar certo de que as brincadeiras sexuais ocasionais serão mais que balanceadas por todo tipo de outras brincadeiras, assim como pela esportividade e proteção mútuas derivadas dos sentimentos do grupo por cada um de seus membros. Se você tiver oportunidade de acolher as crianças em sua casa para brincarem, você terá uma idéia de "onde estão", e poderá perceber melhor sua evolução, não apenas como companheiros de brincadeiras de seus filhos, mas como pessoas aprendendo como lidar com outras socialmente — e algumas vezes sexualmente.

O que é menstruação?

É um outro nome do período menstrual. A maioria das mulheres menstrua a cada vinte e oito dias por um período de alguns dias. O útero de uma mulher prepara-se todo mês para abrigar um bebê construindo um forro de sangue e outros líquidos para deixá-lo bem confortável. Se nenhum bebê começou a ser feito durante este mês, o forro de líquidos sai do corpo da mulher. Isto se chama período menstrual ou menstruação.

Eu vi a minha irmã tirar algo do meio de suas pernas e estava cheio de sangue. Ela está doente? O que era aquilo?

Não, sua irmã não está doente. Ela está em seu período menstrual. Ela está menstruando. O que você viu era um tampão ou um absorvente. É como um pedaço de algodão macio que é usado para segurar o sangue e o líquido que sai da vagina de toda mulher uma vez por mês. Venha aqui que eu lhe mostro um que ainda não foi usado.

Por que meu pênis é tão pequeno?

O seu pênis é do tamanho certo para alguém da sua idade. Quando você for maior ele crescerá muito mais até ficar do tamanho adulto.

Faz mal se a urina entrar na vagina?

Não, não faz. A urina é completamente limpa.

Por que eu não posso fazer xixi quando meu pênis está duro?

Um pênis duro é para se ter prazer e um pênis mole serve para urinar. Foi feito deste jeito de propósito, para que as duas coisas não pudessem acontecer ao mesmo tempo. Se não fosse assim, poderia acontecer uma coisa quando você estivesse querendo que acontecesse a outra.

Por que eu devo limpar-me de frente para trás?

A urina é limpa, mas as suas fezes contêm pequenas coisas chamadas germes. Depois que já saíram do seu corpo através do ânus, podem causar uma infecção se passarem por um lugar errado, como a abertura da uretra ou a sua vagina. É por isso que você deve se lembrar ao se limpar de fazê-lo da frente para trás, mesmo que você só tenha urinado, e sempre lavar suas mãos depois. (Veja página 36 para crianças menores).

Quando é que meu pênis caiu? Eu não me lembro!

Você nunca teve um, por isso ele não caiu. As meninas não têm pênis, só os meninos. E os meninos não tem clitóris, só as meninas. É assim que se sabe quando um bebê nasce, ou mesmo depois, se ele é menino ou menina.

Por que meu pênis fica duro?

Porque quando você brinca com ele para se sentir bem, ele se enche de mais sangue. É isto que o deixa duro, e é assim que deve ser. Quando o seu pênis fica duro nós dizemos que ele está tendo uma ereção. O clitóris de uma menina fica duro da mesma forma quando ela brinca com ele.

O que faz meu clitóris ficar duro?

Quando você brinca com ele para sentir prazer, ele se enche de mais sangue, e isto o deixa duro. É para ser assim mesmo. Os pênis dos meninos ficam duros do mesmo jeito.

59

Se um pênis não fica reto quando está duro, tem algo de errado com ele?

Não, a maioria dos pênis entortam um pouco quando ficam duros, alguns para cima, alguns para os lados e outros para baixo. Alguns ficam retos para frente. Todos são perfeitamente normais.

Se o pênis de um menino fica duro quando ele brinca com o pênis, o que acontece com uma menina quando ela brinca com ela mesma?

Seus órgãos sexuais aumentam também. O clitóris cresce e fica duro e os pequenos lábios da vulva ficam um pouco maiores, cheios de sangue, do mesmo jeito que seu pênis.

O que é um orgasmo? O que é clímax?

Quando alguém se masturba ou é tocada ou amada por outra pessoa, pode atingir um ponto de maior intensidade da excitação ou do prazer que é o orgasmo, ou como se diz na gíria, chega a gozar. As pessoas podem tremer de prazer, gritar e seus corpos podem ficar ruborizados ou tensos por um instante. Um orgasmo é uma sensação muito boa. Algumas pessoas dizem também clímax. (Veja pág. 46 para crianças menores).

Por que meu corpo fica esquisito e meu traseiro sacode depois que eu brinco bastante com meu pênis (clitóris)?

Quando você brinca com ele o suficiente para ficar bem gostoso, os músculos perto dos seus genitais ficam excitados. Então acontece uma coisa muito gostosa chamada orgasmo ou clímax. Os músculos do seu corpo contraem-se várias vezes e isto faz o seu traseiro sacudir.

Há algo errado comigo se eu não quero me masturbar?

Claro que não. As pessoas se masturbam em algumas épocas da sua vida e em outras não. Algumas pessoas raramente se masturbam, outras o fazem muitas vezes por dia. As duas estão certas. É você quem sabe.

Ann diz que se masturba colocando um lápis na sua vagina. Isto não machuca?

Pode machucar sim. Em geral não é uma boa idéia colocar qualquer objeto, além de seus dedos na sua vagina ou em outras aberturas do seu corpo.

O que é ficar com o pau duro (ereção)? Sally disse que Joey ficou com o pau duro, mas não quis me explicar o que é isso.

O nome certo é ereção. Quando um menino ou um homem fica excitado sexualmente, seu pênis fica ereto. Ficar de pau duro é uma forma usada na gíria para dizer isto, mas é melhor usarmos a palavra certa. Não se esqueça de só usar gíria com pessoas conhecidas e que não se importem em ouvi-la; não em público, porque muitas pessoas podem se irritar com essa forma de falar.

Joe disse que se meu pai me pegar me masturbando ele irá cortar meu pênis fora. É verdade?

Lógico que não! Ninguém corta o pênis de um menino. Ele é uma parte muito importante de você, do mesmo jeito que o pênis do papai é uma parte muito importante dele. E a masturbação é uma parte importante da vida de praticamente todo mundo.

O médico ou qualquer outra pessoa pode saber se eu estive me masturbando?

Não, não há nenhum jeito de alguém saber isto, a menos que você conte.

Jimmy e eu estávamos brincando de médico e ele me pediu que beijasse seu pênis, que estava doendo, para que ele sarasse. Há algum problema em fazer isto?

Beijar é uma das coisas que fazemos para dar prazer um ao outro, quando o conhecemos muito bem e confiamos nele. O que você acabou fazendo com o pênis do Jimmy que estava doendo? (Veja a próxima pergunta).

Eu beijei o pênis do Jimmy depois que ele beijou minha vulva. É isto que é fazer amor?

Esta é uma forma de se fazer amor. Geralmente deixamos para fazer amor com pessoa que são muito especiais para nós. E isto não é uma coisa que *tenhamos que* fazer — somente se realmente quisermos estar perto e confiantes junto a outra pessoa.

Eu acordei e ouvi você chorando por isso entrei. Por que papai estava pulando em cima de você fazendo-a gritar?

Eu não estava chorando, nós estávamos dando prazer um ao outro. Os adultos gostam de brincar juntos da mesma forma que as crianças. O papai e eu nos amamos e estávamos tendo relações, o que nos dá muito prazer. Eu estava fazendo barulho de prazer, não de dor. A próxima vez você já saberá o que é se chegar a acordar. Por falar nisso, gostaríamos de lembrá-la de que sempre que você vir uma porta fechada isto significa "Bata antes", e espere até que lhe digam que pode entrar. Todos gostam de privacidade de vez em quando.

O que é uma relação?

Uma relação, ou uma relação sexual, é quando o homem está com seu pênis dentro da vagina da mulher.

O que é um estupro?

Um estupro é quando uma pessoa usa de ameaças ou força física obrigando alguém a fazer sexo quando ele ou ela não quer. É uma coisa horrível para qualquer um. A maioria das pessoas que praticam estupros são homens.

O estupro machuca?

Machuca, pois uma pessoa está forçando a outra. E não só machuca o corpo como também faz o homem ou a mulher que foram forçados se sentirem muito mal, degradados e usados. Sexo é algo que as duas pessoas devem sentir vontade, e *nunca* ser algo forçado.

Disseram para nós na escola para tomar cuidado e ficar longe de pessoas desconhecidas. Jimmie disse que é porque há um tarado por perto da escola molestando as crianças. O que significa isto?

Significa uma pessoa que quer fazer sexo com crianças. Você se lembra que sempre o avisamos para não entrar no carro de um desconhecido e para tomar cuidado com alguém que você não conhece e que parece muito bom e gentil com as crianças quando não tem nenhum adulto por perto? Eles podem dizer que só querem brincar um pouco, mas alguns destes desconhecidos que parecem amigos são na verdade desequilibrados. Querem fazer sexo com crianças ou estuprá-las podendo até querer machucá-las de outras formas. Sexo entre crianças e adultos não é certo. É claro que algumas vezes será só alguém disposto a ser amigo, mas não há jeito de saber com certeza antes. Eu acho que qualquer um que queira realmente agradar as crianças deve primeiro falar com o professor, com os pais ou com outro adulto em quem a criança confie. A melhor coisa para todas as crianças é ficarem juntas e não passearem sozinhas, e nunca com estranhos.

Papai, por que não há problema em que eu ande sem roupa pela casa quando só estamos nós aqui, e você e a mamãe não andam assim?

A sua mãe e eu nos sentimos melhor com roupas na maior parte do tempo. Não é porque não queremos que você nos veja sem roupas — você sabe que algumas vezes você nos vê quando estamos nos vestindo — mas a maioria dos adultos está tão acostumada a usar roupas todo o tempo que não se sentem tão à vontade sem elas. Você provavelmente vai descobrir que à medida que você se torna mais velho passa a querer usar roupas durante mais tempo. Ainda assim, algumas pessoas gostam de andar sem roupas em suas casas com sua família. (Veja pág. 37 para crianças menores).

Podemos tomar banho juntos? Os pais da Lisa a deixam tomar banho com eles.

Esta é uma outra coisa que cada família decide se quer ou não, dependendo de como as pessoas se sentem com isso. Eu sei que sua prima Lisa toma banho com os pais dela, mas não se esqueça de que seu irmão maior e sua irmã não tomam. Muitas pessoas não vêem problemas que crianças da sua idade tomem banho com os pais, mas crianças maiores devem tomar banho sozinhas. Cada família resolve as coisas a seu modo.

Por que você e o papai me deixam entrar no banheiro quando estão tomando banho mas a mãe do Tommy não o deixa entrar?

Famílias diferentes têm idéias diferentes quanto ao uso do banheiro. Nós não ligamos que você entre no banheiro enquanto estamos tomando banho, mas não gostaríamos que você entrasse quando estamos usando o vaso. Algumas famílias não se importam nem nestes momentos, em outras as pessoas sempre usam o banheiro sozinhas. Depende de como as pessoas na família se sentem melhor.

Por que os meninos maiores estavam rindo quando o Spot subiu nas costas daquele outro cachorro?

Spot e aquela cachorra estavam tendo uma relação sexual — chamada de cruzamento. É assim que os cachorros fazem cachorrinhos. As crianças podem achar engraçado ver cachorros tendo relações porque as pessoas transformam o sexo em algo muito escondido, como um grande segredo.

Um cachorro e uma pessoa podem fazer um bebê juntos?

Não, as pessoas só podem ter bebês com outra pessoa. Do mesmo jeito, é preciso um cachorro e uma cachorra (cadela) para se fazer cachorrinhos.

Por que eu sempre tenho que usar calcinhas por baixo das minhas roupas?

Porque seus genitais ficam facilmente visíveis quando você não usa calcinha por baixo da sua roupa, e não é adequado expor seus genitais em público. Se você não quiser usar calcinha quando não estiver em público, aqui em casa, você poderá; porém ao sair, vista-a.

Figuras de pessoas nuas não são boas?

Sim, são boas. Nós achamos que podem ser bonitas, especialmente quando são feitas por grandes artistas. Venha ver algumas figuras neste livro aqui.

O que quer dizer "foder"?

Significa ter relação sexual, quando o homem introduz o pênis na vagina de uma mulher. "Foda" é uma palavra da gíria que não deve ser usada em público. Não é educado e muitas pessoas consideram esta uma palavra muito feia mesmo quando não é dita em público. Portanto, quando você estiver com outras pessoas nunca diga "foder", não importando como os outros façam. E aqui em casa, em família, por favor, use-a o mínimo possível.

O que é boceta?

"Boceta" é o nome da vagina na gíria. Há outras palavras para vagina que são tão grosseiras quanto esta. Sem dúvida eu não gostaria de escutar alguém chamar uma vagina por este nome, embora algumas pessoas usem essa palavra quando estão a sós, sem que estejam xingando ou ofendendo alguém. Nunca use uma gíria como esta em público.

O que quer dizer "puta"?

"Puta" é o nome usado para uma prostituta na gíria. É uma pessoa que tem relações sexuais por dinheiro e não por amor. É uma palavra que só é usada para ofender alguém.

O que quer dizer "caralho"?

É uma palavra da gíria que significa pênis. Você também pode escutar palavras como pinto, pau, cacete. Nunca use qualquer delas em público. Não é educado e desagrada muita gente. Quando não houver mais pessoas a sua volta você pode usá-las se quiser — muitas pessoas usam gírias sexuais na intimidade. Outras preferem sempre usar seus nomes corretos.

Por que Sammy me disse que seu pênis é algo ruim? O meu é ruim?

Para meninas: A mãe da Sally disse que sua vagina é nojenta. A minha é?

Eu não sei porque alguém diz algo assim. Algumas pessoas têm idéias diferentes e não pensam da mesma forma que nós. Nós não acreditamos que um pênis ou uma vagina possam ser algo ruim. Nem o seu nem o de ninguém mais.

Se foi Deus quem me fez, por que Ele não me fez bem entre minhas pernas. Ele me fez errado?

Deus não fez você errado, fez certo. Você não tem nada de ruim entre suas pernas, senão, como poderia ser que todos os bebês — todos que nasceram até agora — centenas, milhares, milhões e bilhões também fossem feitos assim?

Como o esperma do papai entra na mamãe?

O pênis durante a ereção fica duro. Então o homem o coloca dentro da vagina da mulher, que é a chamada relação sexual.

O que quer dizer "ejacular"?

É quando algo chamado sêmen, cheio de espermatozóides sai do pênis de um homem. Geralmente só acontece quando ele tem um orgasmo.

A mãe de JoAnn disse que Deus havia colocado um bebê dentro dela antes do irmãozinho de JoAnn nascer. Como Deus fez isto?

A mãe de JoAnn provavelmente quis dizer que estava agradecida a Deus pois ela e o marido iriam ganhar outro bebê. Mas ela, você e eu sabemos todos que a maneira verdadeira de se fazer um bebê é através de uma relação sexual entre um homem e uma mulher.

Eu tenho sementinhas dentro de mim?

Não, você não tem nem mesmo uma. Só as plantas têm sementes. O que você e as outras meninas têm são chamados de óvulos, que são como ovos. Eles não possuem casca e são como um pequenino pedaço de geléia clara muito pequeno. Você nasceu com muitos destes óvulos em seus ovários. Eles estão lá, mas ainda não estão preparados para juntarem-se com um espermatozóide e iniciar um bebê.

Jimmie disse que os pais dele o encontraram embaixo de uma moita! Ele é órfão?

Você não acha que Jimmie realmente acredita nisto, não é? Jimmie sabe tanto quanto você que um bebê é feito por uma mãe e um pai que fizeram amor — tendo uma relação sexual. É assim que o esperma do pai pode juntar-se ao ovo da mãe. Algumas vezes as pessoas dizem coisas assim como esta da moita porque acham que é

65

difícil para as crianças entenderem sexo. Eu acho que talvez a estória da moita seja ainda mais difícil de entender!

Quando é que um menino já pode fazer um bebê?

Quando ele já tiver idade para ejacular. A época quando ele começa a poder fazê-lo se chama "puberdade", que é por volta dos treze anos. Para alguns isto ocorre um pouco mais cedo ou um pouco mais tarde, mas todos acabam sendo capazes de ejacular. É claro que aos treze anos o menino não é nem de longe crescido o suficiente para ser pai e tomar conta direito de um bebê. Esta é uma tarefa grande e importante que deve esperar até que você já tenha feito todas as coisas que os adolescentes têm vontade de fazer. Pode ser que você não esteja preparado para assumir a responsabilidade de ser pai até ter vinte, trinta ou quarenta anos. (Veja pág. 50 para crianças mais novas).

Quando é que uma menina já pode ter um bebê?

A sua pergunta tem duas partes. O corpo de uma menina já está pronto para fazer um bebê quando ele já se parece com o corpo de uma mulher adulta, seus seios já cresceram e a menina já tem menstruações. Isto ocorre geralmente quando ela está na sexta ou sétima série da escola, mais ou menos da idade da sua prima. Nesta época seus ovos estão prontos para se juntar com um espermatozóide e o seu útero já é capaz de preparar um revestimento macio e agradável para que o bebê possa crescer lá.

Porém, a outra parte da pergunta diz respeito a quando uma menina tem idade suficiente para ser mãe. Todo bebê quando nasce deve ter alguém que cuide dele, e seu pai e sua mãe devem estar bem crescidos para que possam cuidar bem dele — é uma tarefa muito grande. Então uma menina deve esperar até que tenha tido chance de fazer todas as coisas que a criança e a adolescente deseja fazer, e ter crescido bastante para agir como um adulto que ama e cuida de outros, para aí então ter um bebê — isto pode ser aos vinte, trinta ou mesmo quarenta anos. (Veja pág. 50 para crianças menores).

O Frankie me disse que quando crescermos podemos ficar juntos e ele colocará sua coisa dentro de mim, fará xixi e então poderemos ter um bebê.

O Frankie confundiu muito as coisas. Você sabe que um homem não pode fazer xixi quando seu pênis está ereto. De qualquer jeito, para se fazer um bebê é preciso que o ovo da mulher se junte com o esperma do homem e não com a sua urina.

Uma pessoa preta e uma branca podem ter um bebê juntas?

Claro. A cor da pele não tem nada a ver com isso. A mãe e o pai podem ser de qualquer raça.

Onde eu estava antes de nascer?

Você esperou nove meses para nascer dentro da minha barriga. Lá há uma bolsa especial chamada útero que serve para os bebês crescerem dentro dela. Dentro do útero você estava ligado às minhas artérias e veias, que é por onde meu sangue corre, e podia receber comida, água e ar de mim. Eu fiquei com você por nove meses que é como da Páscoa até o Natal. Foi quando você passou de um minúsculo pontinho, que nem se podia ver, até um bebê grande o suficiente para nascer, mais ou menos assim (mostre cinqüenta centímetros com suas mãos).

Cindy contou que o seu novo bebê está boiando em uma bolsa de água dentro da sua barriga. Como é que ele não se afoga?

Cindy está certa. É verdade que o bebê está boiando em uma bolsa de água, pois assim ele fica quentinho e não sofre pancadas. Alguém se afoga quando respira dentro da água em vez do ar que necessitamos para viver. O bebê não precisa respirar da mesma forma que nós, até que ele nasça, portanto, ele *não pode* se afogar enquanto estiver dentro da Cindy.

É preciso cortar as barrigas das mamães para abri-las e tirar os bebês?

Não, a maioria das vezes isto não é preciso. Geralmente o bebê sai pela vagina. Algumas vezes o bebê não consegue sair facilmente deste jeito, então o médico faz uma abertura na barriga e no útero e o retira. Depois ele fecha e costura tudo, e tudo cicatriza.

As mães têm que ir ao hospital para terem bebês?

A maioria das mulheres vai ao hospital, mas algumas têm seus bebês em casa.

As pessoas podem ter bebês sem estarem casadas?

Sim, elas podem e algumas vezes têm. Só se pode começar um bebê com uma relação sexual entre um homem e uma mulher — estejam casados ou não. Muitas pessoas se casam antes de terem filhos porque acreditam que esta é a melhor forma de viver juntos como uma família.

67

Mary Sue me disse que bons pais e mães têm muitos filhos como na família dela. Por que você não tem um bebê, assim eu teria uma irmã ou um irmão para brincar?

As pessoas podem escolher quantos filhos vão ter. Algumas preferem ter mais filhos que outras, como é o caso da mãe e do pai da Mary Sue. Nós quisemos ter somente você porque achamos que podemos tomar conta de um filho melhor do que poderíamos tomar de mais de um.

5

DOS SETE AOS NOVE ANOS

Os anos compreendidos entre o sétimo e o décimo aniversário são cruciais para os pais de hoje em dia, que devem educar seus filhos em um mundo que não apenas difere daquele no qual cresceram, como continua a mudar inexoravelmente. Entre os sete e dez anos, o aumento da pressão causada pelas influências externas competem com aquelas dos pais. Os professores são importantes e a propaganda muito poderosa, mas a influência mais forte vem a ser as diversas horas ao lado dos companheiros.

Os grupos de amigos estimulam e expandem a curiosidade e os interesses das crianças que continuam a tentar obter o domínio do seu mundo e de si próprios. Continuam a estar altamente interessados em assuntos sexuais, apesar da sugestão freudiana de que o sexo não seria um interesse maior durante este período. Um grande volume de pesquisas entre a atual geração jovem mostrou que, neste caso, não se aplica a teoria de Freud — ao menos nos Estados Unidos.

As crianças de sete anos conhecem suficientemente os padrões adultos para terem uma autopercepção das suas falhas, de seus erros ou temores. Têm muita prática em esconder seus interesses sexuais, e já têm tão bem internalizadas as reações dos adultos a sexo que podem fazer todo o possível para evitar a nudez ou que sejam tocadas. Ao mesmo tempo, continuam com as brincadeiras sexuais especialmente com companheiros do mesmo sexo. Por ser mais fácil de se conversar com os adultos sobre gravidez e nascimento, as crianças tendem mais a focalizar a curiosidade sexual que são capazes de admitir nesta área. As meninas continuam a brincar de casinha, enquanto os meninos agrupam-se para juntos afirmar sua independência em clubes secretos e coisas do gênero.

Tente olhar para trás, longa e honestamente, para a sua própria infância. Isto pode ajudá-lo a entender e aceitar que seus filhos estão destinados a se expressarem sexualmente durante todo o seu período de desenvolvimento. Aprender como este interesse sexual se expressa é importante para que se lide com ele com vantagens para todos.

As suscetibilidades, a timidez e o retraimento de contatos mais íntimos em uma criança de sete anos, podem ser extraordinárias. Isto algumas vezes é reflexo de dificuldades de ajustamento na escola, ou de que se está exigindo demasiado da criança. Pode ser especialmente difícil para meninos, já que também este é um período em que as meninas tendem a ser melhores que os meninos em leituras.

Nesta idade o pai de um menino pode insistir demasiadamente em que este tenha comportamentos "de homem", podendo fazer brincadeiras de forma áspera e violenta. Um pai não esclarecido pode tentar manter sua filha como sendo a "linda bonequinha" que ela sempre lhe pareceu ser — justamente na época em que ela está se tornando consciente de si própria como um ser sexual sensível e vulnerável. O que os meninos e meninas necessitam dos pais neste período é mais, e não menos, ternura e carinho. Como esponjas, absorverão todo o apoio livre de exigências que você for capaz de lhes dar. Eles são *pessoas* que necessitam do seu amor e da sua aprovação *da maneira que são* até que tenham resolvido consigo próprios como desejam ser diferentes.

Os pais devem procurar amenizar os efeitos da televisão, dos jornais, revistas e filmes. Ao contrário de nossa posição — de que as crianças devam ser carinhosamente ensinadas sobre fatos e atitudes da sua própria sexualidade, expressadas adequadamente, vivenciadas e desfrutadas — existem convenções muito fortes em nossa sociedade referindo-se ao sexo quase exclusivamente como uma mercadoria. Estão basicamente ligadas à compra e venda de serviços e mercadorias (como "blue jeans") muitas das quais não possuindo nenhuma relação intrínseca com sexo. As relações sexuais são retratadas não como expressões de amor ,mas como atos de sedução e exploração entre homens e mulheres. Desde as comédias da tarde até as bonequinhas promovidas a garotas pré-adolescentes, da ligação sexo-violência dos programas de televisão, até as propagandas vistas praticamente por todo lado, nossos filhos são encorajados a imitar, muito cedo, os adultos criados pela mídia, que vêem praticando jogos sexuais.

As crianças compreendem que este estímulo público do sexo é perigoso e de alguma forma desonesto. Nossos filhos homens se sentem desafiados a imitar posturas sexualmente explícitas dos ídolos do *rock*, e nossas filhas escondem seu frescor da juventude atrás de uma pesada maquilagem. O perigo é que eles não apenas serão atraídos para a prática de uma sexualidade onde se exploram as pessoas como vêem retratadas, mas também passarão a acreditar que a sexualidade *somente* pode estar ligada a violência, trocas comerciais e relacionamentos frívolos.

A censura simplesmente não funciona: há demasiadas oportunidades para que as crianças absorvam essas atitudes culturais. Porém, como pais, podemos estar alertas para oportunidades de iniciar uma conversa aberta sobre essas atitudes com as quais não nos sentimos confortáveis. Assista à televisão com seus filhos. Inicie uma conversa perguntando: "O que você acha que aquela moça pretendia ao passar, andando daquela maneira, por aquele grupo de homens? O que eles estavam dizendo ao rir e assobiar para ela?" Troque opiniões e interpretações com seus filhos, e permita a eles saberem que há uma outra forma de entender a sexualidade além daquela transmitida pelos meios de comunicação.

Por volta dos oito anos, as crianças mudam seu interesse por amigos do mesmo sexo para os de sexo oposto. As meninas provocam os meninos ou estes as procuram e muitas destas crianças estão também envolvidas em brincadeiras sexuais entre menino e menina, que podem em algumas ocasiões até incluir uma relação.

Essa mudança em direção a um interesse pelo sexo oposto continua para as crianças de nove anos que estão se tornando muito conscientes do possível início da puberdade, interessadas por namoradinhos ou namoradinhas, brincando de jogos com beijos que, quando não há adultos por perto podem ir mais longe. Em algumas comunidades, as crianças desta idade formam grupos para se encontrar.

Muitas crianças sabem muito a respeito da gravidez ao final dos nove anos, mas um número muito pequeno ouviu falar de anticoncepção. Por esta razão, não é surpresa que muitas centenas de meninas de dez anos de idade fiquem grávidas todo ano, algumas mesmo sem nunca ter menstruado. O número de meninos de dez anos que se tornam pais é desconhecido.

As crianças continuam a ter fantasias sexuais e pensamentos de envolvimento sexual com um dos pais ou com alguém do mesmo sexo, que pode tornar algumas crianças extremamente ansiosas. Os pais podem entender, a partir de seus próprios sentimentos semelhantes, quão amedrontadoras estas fantasias podem ser. Tente tornar claro para seus filhos este fato que traz muita segurança: Fantasias de qualquer tipo, por não se tornarem realidade permanecem como fantasia, esta é uma forma segura de lidar com as curiosidades e sentimentos relacionados a sexo. Através destes pensamentos é possível explorar relacionamentos ou atividades sexuais que, em realidade, não desejamos que se tornem reais, ou que sabemos que não são apropriadas.

Na Inglaterra e nos Estados Unidos há um temor e um tabu muito forte contra uma interação sexual entre pais e filhos. Isto freqüentemente resulta em uma reação por parte dos pais, no sentido de se evitar totalmente o contato físico, o que pode interferir seriamente com a intimidade familiar. Temendo que o contato, o carinho e outras expressões de intimidade possam levar a sentimentos sexuais indesejáveis, alguns pais vão tão longe a ponto de nunca tocar ou mostrar um interesse de carinho por seus filhos — ou mesmo os pais entre si na presença dos filhos. Isto pode ser especialmente desastroso para a criança que se aproxima da puberdade, como é o caso de muitas aos nove e dez anos de idade.

Muitas pessoas suprimem de forma abrupta expressões de afeição física ou discussões sobre sexo porque temem que isto desperte sentimentos eróticos em meio aos membros da família. O melhor e mais saudável caminho tanto para os pais como para os filhos é tomarem conhecimento aberta e simplesmente destes sentimentos. Quando você põe estes sentimentos em forma de palavras (veja págs. 22-24) a criança adquire a segurança de que tais idéias são comuns. Portanto, deixe claro que não há nada a temer, porque ter alguns desejos não significa que se vá agir conforme estes. Discuta abertamente com as crianças quão inapropriado seria deixar que tais sentimentos os conduzissem a uma atividade sexual juntos. Isto dará a você uma sensação da força da família, e o reconhecimento de que cada um de vocês é capaz de lidar com sua própria sexualidade através de uma atuação responsável e sensata. Isto preserva intatos os limites mútuos de intimidade entre os pais e os filhos, e torna possível o fluxo contínuo e sincero de expressões de afeto entre vocês. Ao mesmo tempo dá a você a chance de prevenir seus filhos de uma possível utilização sexual por parte de adultos. Ao tornar claro como pessoas saudáveis e afetuosas lidam com suas necessidades e desejos sexuais, você poderá explicar que ninguém deverá ser coagido ou coagir outra pessoa a fazer coisas que esta não deseja fazer.

As crianças geralmente aprendem muito sobre sexo através dos seus companheiros do mesmo sexo. Um menino descobre como seu corpo funciona e como deve agir através de outros meninos. Com as meninas ocorre o mesmo em relação a outras meninas. Embora em muitas famílias a mãe conversasse com os filhos sobre sexo, e respondesse suas perguntas espontâneas quando estavam juntos em casa, muitos homens podem se lembrar de quanto aprenderam sobre a sexualidade masculina com seus companheiros — comparando ereções, vendo um ao outro se masturbar, tocando os genitais mutuamente, e mesmo experimentando um contato oral-genital ou anal-genital.

Parece que este tipo de jogos e de aprendizado sexual durante o período que vai desde a metade da infância até a adolescência é praticado mais universalmente, e recordado de forma mais significativa por meninos do que por meninas. Há diversas razões para isso. Primeiro, o que as meninas aprendem através de suas mães a respeito de seus próprios corpos é algo mais extensivo e mais autêntico do que geralmente os meninos aprendem de seus pais, portanto estes, necessitando aprender de alguma maneira, fazem-no através de experiências diretas com quem para eles possui uma real autoridade: outros meninos. Segundo, é mais difícil que a ereção do pênis de um menino passe desapercebida (no vestuário, por exemplo) do que o clitóris ereto de uma menina, que não pode ser visto, o que cria maiores oportunidades para os meninos de explorar, conversar e brincar entre si. Terceiro, devido ao estereótipo de seu papel sexual, as meninas recebiam, no passado, mensagens de que o sexo era para elas algo tanto sujo quanto perigoso; portanto suas experiências com o grupo ou com um par eram com freqüência expressas não tão completamente e, ao mesmo tempo, de uma maneira mais furtiva. Finalmente, por ter sido o interesse sexual proibido de forma mais intensa a meninas do que a meninos, tem sido mais fácil para as meninas "esquecer" ou suprimir suas experiências e jogos sexuais da infância e adolescência. Quando é dada a elas uma oportunidade, sem censura, para recordar e compartilhar suas histórias pessoais com outras mulheres, a maioria se lembra de ocasiões de um aprendizado grupal ou com pares. Existe uma alta probabilidade de que as experiências precoces da menina relacionadas a sentimentos e comportamento sexuais com um par do mesmo sexo, se dê com apenas uma outra menina em cada ocasião, embora as meninas, eventualmente, possam ter este tipo de aprendizado em grupo, especialmente em ocasiões em que um grupo passa a noite junto. Assim também é provável que os meninos tenham não somente experiências em grupo mas também com apenas um outro companheiro.

Os pais algumas vezes ficam preocupados com o fato de que essas experiências grupais ou com pares do mesmo sexo durante o período médio da infância e logo antes ou mesmo durante a adolescência possa levar a uma preferência homossexual após esses anos. Os pesquisadores geralmente concordam não poder encontrar nenhuma causa única, ou mesmo uma causa predominante, para justificar uma preferência homossexual; assim também não existe qualquer evidência de que experiência sexual precoce com crianças do mesmo sexo sejam, sob qualquer aspecto, uma razão significativa para uma opção adulta de uma vida homossexual. As experiências com o mesmo sexo são praticamente universais, e a maioria das crianças que vivenciam este tipo de aprendizado a respeito de si próprias crescem tornando-se adultos que preferem relações heterossexuais.

Em resumo, a respeito de sexo, o que as crianças necessitam de seus pais neste período da vida é de:

• Informações precisas, confiáveis, oferecidas sem preconceito. Um bom material de leitura é disponível de forma abundante hoje em dia, e pode estar facilmente à disposição dos membros da casa para que possam vê-lo e discutir sobre ele.

• Discussões abertas com todos a respeito das informações e das reações dos pais às perguntas de seus filhos. Trabalhe para desenvolver a confiança entre você e os seus filhos. Tente ajustar o seu relacionamento com seus filhos para acompanhar o ritmo do seu crescimento, que pode chegar a ser muito rápido. Se você está disposto a compartilhar alguns dos seus próprios sentimentos e pensamentos sexuais, isto poderá ajudar seus filhos a se abrirem com você. Uma vez que você passou a compartilhar fatos, idéias e sentimentos em um nível de confiança que caminha em ambas as direções, o diálogo a respeito da sexualidade — e de outros assuntos — pode se desenvolver de uma forma que você nunca pensou ser possível.

• Dar opiniões quando solicitadas — ao invés de tomar decisões ou efetuar julgamentos, que tendem a encerrar uma conversa cedo demais.

• Expressar seus valores, nos quais você verdadeiramente acredita e que orientam sua vida de uma forma franca e com suas próprias palavras. Os jovens quase sempre têm um grande respeito por esses valores ainda que possam não concordar com os mesmos.

• Receptividade às decisões de seu filho com respeito a ele próprio, que então aceitará mais facilmente a preocupação e interesse dos pais em relação ao seu bem-estar. Isto não significa que você irá abdicar da sua responsabilidade em proteger seu filho ou exercer um julgamento sobre o que é bom para ele ou para ela, mas sim que você não será arbitrário, deixando bem claro o respeito que você tem por ele.

O que significa puberdade?

Puberdade é o período em que o corpo da menina ou do menino muda e se desenvolve para alcançar sua forma adulta como homem ou mulher. Não existe uma idade exata para isto acontecer, pois é um processo que demora muitos anos. As pessoas se desenvolvem com velocidades diferentes: algumas meninas podem começar com nove anos e outras com dezesseis, e as duas serão normais; alguns meninos podem começar aos dez anos e outros aos dezessete, e ambos também serão normais. Os meninos geralmente começam a mudar mais tarde que as meninas.

Com quantos anos os meninos começam a fazer a barba?

Isto depende da velocidade individual com que cada um se desenvolve. A maioria só começará a se barbear aos dezessete ou dezoito anos, mas poderão começar antes.

Por que a tia Alice tem mais pêlos pubianos que você?

Ah, é? Bem, algumas pessoas em algumas famílias têm mais cabelos do que em outras — sejam pêlos pubianos ou cabelos. Talvez também porque a cor dos meus seja mais clara pode parecer que eu tenha menos pêlos pubianos do que ela. Mas o mais importante de tudo isto é saber que a quantidade dos seus pêlos pubianos, o tamanho dos seus seios e qualquer outra medida não tem nada a ver com prazer sexual, com o fato de se ter bebês ou com qualquer outro aspecto de ser mulher.

Papai, quando eu fui ao vestiário com você e o tio Bill outro dia, eu vi que seus pênis são grandes. Eu estou com medo de que o meu nunca fique tão grande.

O meu pênis e o do seu tio Bill eram do tamanho do seu quando tínhamos a sua idade. Quando você for um adolescente, ou talvez um pouco antes, seu pênis vai começar a ficar grande também. E quando você for um adulto seu pênis já estará crescido do tamanho normal.

As meninas têm orgasmos?

Claro, da mesma maneira que os meninos, as meninas podem começar a tê-los — ou se lembrar de já os terem tido — com idades diferentes. O seu pai se lembra de ter tido um aos cinco anos mais ou menos, e eu me lembro de um orgasmo quando era ainda um pouco mais nova. Mesmo os bebês pequenininhos têm orgasmos, sejam meninos ou meninas, embora a maioria dos pais não saiba disso.

Eu acho que eu tive algo parecido com o que você me disse ser um orgasmo. Os meninos também podem ter orgasmos?

É claro que podem. Eles também gostam de carinho e de se tocar e se excitam com isto da mesma maneira que as meninas. Mesmo os bebês do sexo masculino, do mesmo jeito que os do sexo feminino, têm orgasmos.

O orgasmo é igual para um menino e para uma menina?

Ninguém pode dizer com certeza porque não se pode ser menino e menina ao mesmo tempo para descobrir isto. Mas quando um homem ou uma mulher têm um orgasmo acontecem coisas iguais: os músculos da bacia se contraem ritmicamente, contraindo-se relaxando-se e voltando a se contraírem. Os impulsos nervosos fazem essas contrações acontecerem do mesmo jeito para homens e mulheres, portanto podemos supor que as sensações sejam também muito parecidas. Pode ser que a gente nunca descubra isso com certeza, da mesma forma que não sabemos se uma outra pessoa vê a cor vermelha da mesma maneira que nós a vemos. Além disso cada um de nós sente o orgasmo diferente em diferentes ocasiões.

Você também poderia me dizer como você sente o orgasmo. Bom? Ruim? Mais ou menos? Maravilhoso? Agradável? Provavelmente não há diferenças entre as respostas de homens ou mulheres a esta pergunta. Alguns sentem de uma maneira, outros de outra. É quase como comparar o gosto que uma torta de maçã tem para você e para mim. E mesmo este gosto pode mudar de um tempo para outro, e também não se pode dizer que duas tortas de maçãs feitas em ocasiões diferentes têm exatamente o mesmo gosto.

O que é aquela coisa branca que eu vi sair do pênis do meu irmão maior quando ele estava se masturbando?

Aquilo era sêmen, ou esperma. Durante a puberdade, por volta dos doze ou treze anos, ou mesmo mais tarde, o menino começa a ejacular. Isto significa que ao se masturbar ou ter relações sexuais, o sêmen, ou esperma que contêm os espermatozóides sairá do seu pênis. Isto se chama ejaculação. Ocorre quando o homem está o mais excitado possível, tendo um orgasmo ou clímax.

O que é um espermatozóide?

Um espermatozóide é a célula sexual masculina. Ele carrega metade do material com que qualquer criança será feita. A outra metade vem da mãe. Os espermatozóides são feitos nos testículos e um homem tem entre 200.000 e 600.000 em cada colherzinha de chá do sêmen que ele ejacula. Você pode imaginar o tamanho muito pequeno que cada um tem! Cada espermatozóide tem uma cauda que o ajuda a se movimentar pela vagina, pelo colo e pelo útero em direção às trompas de Falópio, onde um óvulo estará esperando para ser fertilizado.

Os espermatozóides de um homem podem acabar se ele fizer muito sexo?

Sem dúvida que não. Os meninos e os homens continuam a fabricar espermatozóides até o fim das suas vidas.

Nós podemos ter espermatozóides mesmo que só tenhamos um testículo?

Certamente que sim, e tantos quantos teríamos com dois testículos. Você conhece alguém com apenas um testículo? Algumas vezes um fica lá em cima no corpo e só desce para o escroto durante a puberdade.

É normal um testículo ficar mais alto que o outro dentro do escroto?

É perfeitamente normal. Se não fosse, os dois testículos seriam espremidos um contra o outro com o movimento das pernas quando um menino ou um homem andasse.

Quando os meus óvulos estarão prontos para fazer um bebê?

Primeiro algumas coisas terão que acontecer: você terá que atingir a puberdade, que acontecerá por volta dos seus dez a quinze anos. Você começará a menstruar e o seu corpo mudará: aparecerão os pêlos pubianos e também embaixo dos braços nas axilas, seus seios, seus mamilos e sua vagina crescerão. Tudo isto acontecerá porque seus ovários estarão produzindo um hormônio chamado estrógeno. O estrógeno também ajuda seu corpo a crescer até seu tamanho final e a mudar um pouco sua forma para ficar como o de uma mulher, com os seios e os quadris arredondados. Nesta época os seus ovários começarão a liberar óvulos, um cada mês, e então você já poderá chegar a ficar grávida.

A gente pode ficar grávida logo que os óvulos estejam prontos?

Não, é preciso muito mais. Se você tiver relações sem usar um método anticoncepcional adequado, então poderá ficar grávida. As coisas são assim: por volta de onze a quatorze dias depois que você menstrua, um de seus óvulos amadurece. Ele é conduzido por um tubo chamado trompa de Falópio. Se um espermatozóide subir para encontrá-lo na trompa, o óvulo poderá ser fertilizado. Então ele irá descer pela trompa até o útero para começar a se tornar um bebê. Logo que isto acontece os outros óvulos que ficaram param de amadurecer até que aquele bebê nasça.

Uma mulher pode ficar grávida se um homem colocar o pênis no seu ânus?

Não, não pode, pois não há nenhuma ligação entre o ânus e o útero. Porém, se acontecer de alguns espermatozóides caírem mesmo que seja na parte de fora da vulva, um deles poderá movimentar-se pela vagina até atingir o lugar onde o óvulo está, e *isto* poderá dar início a um bebê. A maneira de se evitar ficar grávida é manter o espermatozóide e o óvulo separados todo o tempo, sem deixar escapar nem mesmo *um*.

O que é "estar de paquete"?

É um nome usado *na gíria* e que significa estar menstruada ou no seu período menstrual.

Vai doer quando eu começar a menstruar?

Não, e pode ser que você nem perceba que já começou, pois na primeira ou segunda vez ela poderá vir apenas como um corrimento de cor amarronzada. Você percebeu manchas amarelas nas suas calcinhas nos últimos meses? Isto é normal e você provavelmente vai começar a menstruar nos próximos seis meses. Por via das dúvidas carregue um absorvente ou um tampão com você. E não se esqueça, ela pode parecer com sangue, mas quando você estiver menstruada não será muito sangue o que sairá e sim o tecido que forrava o útero.

De vez em quando algumas mulheres sentem cólicas quando estão menstruadas. Ninguém sabe ao certo por que, mas ficar tensa ou amedrontada só as tornarão piores. A maioria das vezes, porém, não há problema algum em ficar menstruada.

Por que algumas meninas fazem da menstruação um segredo tão grande?

Isto é uma idéia ultrapassada deixada pelas suas avós e bisavós, que achavam que conversar sobre coisas como ficar grávida não era próprio para mulheres educadas. Ficar menstruada é algo que acontece para mais da metade das pessoas do mundo, todos os meses, por um período longo de suas vidas. A melhor coisa a fazer é lidar com isso naturalmente assim como você faz com outros aspectos da sua vida.

Quantos anos eu terei quando tiver pêlos em meus genitais?

Para meninas: Uma das primeiras mudanças da puberdade é justamente crescerem pêlos nos seus genitais. A puberdade geralmente começa quando você é adolescente, porém pode começar mais cedo. Algumas meninas, por exemplo, começam a apresentar as mudanças da puberdade aos nove ou dez anos, e isto é perfeitamente normal. Em outras meninas pode ser que isto só comece a acontecer aos dezesseis anos, o que também é normal. Você pode perceber isto olhando para as crianças da sexta, sétima e oitava séries; algumas são altas e já parecem bem crescidas, e outras ainda são menores e parecem bem mais novas.

As alterações do corpo na puberdade levam três ou quatro anos para se completar. Embora elas nem sempre aconteçam na mesma ordem, depois que começarem você poderá prestar atenção nestas mudanças:

Primeiro, seus seios aumentam um pouquinho logo abaixo dos seus mamilos. Algumas vezes eles ficam um pouco sensíveis quando isto começa.

Segundo, seus mamilos e a área ao redor deles (que se chama aréola) ficam maiores e mais escuros.

Terceiro, aparecem alguns pequenos pêlos acima da sua vulva, são chamados de pêlos pubianos.

Quarto, você cresce muito mais rápido, chegando até a cinco a oito centímetros em menos de um ano!

Quinto, seus pêlos pubianos ficam mais grossos, e crescem alguns pêlos nas suas axilas (embaixo dos seus braços).

Sexto, você começa a ter menstruações.

Sétimo, sua voz fica mais grave e você pode começar a ter espinhas no seu rosto, no peito e nas costas. Começará também a crescer mais devagar.

Depois deste período você só vai crescer mais um ou dois centímetros até os seus dezessete ou dezoito anos quando o seu desenvolvimento cessa em conjunto.

Para meninos: A puberdade pode começar nos meninos entre os dez e dezoito anos. Leva quatro ou cinco anos para todas as mudanças que eu vou dizer acontecerem, e pode ser que elas não ocorram nesta ordem:

Primeiro, seu escroto e os testículos começam a ficar maiores.

Segundo, aparecem alguns pequenos pêlos acima do seu pênis que se chamam pêlos pubianos.

Terceiro, seu pênis ficará mais comprido e mais grosso.

Quarto, sua voz passa a ser mais grave.

Quinto, acontecerá sua primeira ejaculação que poderá ocorrer com você estando acordado ou dormindo, durante um sonho, quando então se chama polução noturna.

Sexto, você crescerá muito rápido, chegando até a dez ou doze centímetros em menos de um ano.

Sétimo, seus pêlos pubianos ficam mais grossos, e crescem alguns pêlos nas suas axilas.

Oitavo, sua voz se torna muito mais grave e podem aparecer espinhas no seu rosto, no seu peito e nas costas. Você também começará a crescer mais devagar.

Nono, você começará a ter barba, aparecerão pêlos no queixo e acima dos lábios.

Para meninos e meninas indistintamente: Essas mudanças podem acontecer em uma ordem um pouco diferente, o que é perfeitamente normal. Todas elas irão acontecer com você, mas cada pessoa é diferente da outra e tem suas próprias características, desenvolvendo-se em velocidades diferentes.

como os meninos se masturbam?

A maioria dos meninos acaricia seu pênis com os dedos ou com a mão movimentando-o para frente e para trás. Logo abaixo da cabeça do pênis existe uma região que dá muito prazer porque lá existem muitos nervos que trazem uma sensação muito gostosa quando tocados. Existem muitas outras maneiras de se masturbar, e cada menino geralmente tenta diferentes jeitos em ocasiões diferentes para ver qual lhe traz mais prazer.

Como as meninas se masturbam?

De muitas formas diferentes. A menina pode pressionar suas pernas uma contra a outra ritmicamente. Pode usar seus dedos ou sua mão apertando-os contra sua vulva — seus genitais externos — ou esfregar seu clitóris. Pode colocar um dedo em sua vagina para acariciá-la, movimentando-o para dentro e para fora. Algumas meninas descobrem um lugar dentro da vagina, logo abaixo do púbis, que é muito gostoso de ser acariciado. Este lugar se chama ponto de Grafenberg ou ponto G.

O meu pênis ficará maior com a masturbação (ou a minha vulva ou clitóris ficará maior com a masturbação)?

A masturbação não tem nenhum efeito sobre o tamanho ou a forma dos órgãos sexuais.

O que se faz exatamente quando se faz amor?

O "fazer amor" pode incluir qualquer uma das formas que as pessoas têm para agradar umas às outras, como abraçar, acariciar, beijar, conversar sobre um prazer sexual que imaginam, afagar, masturbarem-se juntos ou tocar um o outro o pênis, a vagina e o clitóris, os seios ou qualquer outra parte dos seus corpos das mais diversas formas — com as mãos, boca ou fazendo-os se tocarem mutuamente. Quando o pênis é colocado dentro da vagina, isto se chama relação sexual.

Eu ouvi as crianças mais velhas falando "malhar". O que isto quer dizer?

É uma palavra usada na gíria que significa praticar um jogo sexual. Pode incluir quase todas as formas de carinhos e beijos, porém, sem haver uma relação sexual.

Por que casar faz os bebês aparecerem?

Não são os casamentos que fazem os bebês; eles são feitos através de relações sexuais. Quando as pessoas têm relações sexuais somente para desfrutarem juntas de um prazer, sem desejarem ter um bebê, usam algum método anticoncepcional. Os métodos anticoncepcionais impedem que o espermatozóide do homem se junte com o óvulo da mulher. Desta forma podem ter relações sem fazer um bebê. Quando *quiserem* ter um bebê, terão relações sexuais sem usar qualquer método anticoncepcional. A maioria das pessoas decide ter um bebê e formam uma família casando-se.

O que quer dizer "anticoncepcionais"?

São métodos que se usam para que se possa ter relações sem que a mulher fique grávida. Algumas pessoas chamam isto de controle da natalidade. Há muitas formas de anticoncepcionais, e todos funcionam de maneira a impedir o contato do espermatozóide e do óvulo durante a relação, ou também impedindo a fixação ao útero da mulher, o que daria início a uma gravidez. Nós podemos conversar sobre cada um deles se você quiser. Existe o diafragma, o condom ou camisinha, a pílula anticoncepcional, o DIU e o capuz cervical. (Veja detalhes nas págs. 105-106, capítulo 6).

De quanto em quanto tempo as pessoas casadas têm relações sexuais?

Tão freqüentemente quanto queiram. É tão normal ter relações três vezes por dia como uma vez por ano, assim como qualquer freqüência entre as duas, dependendo de como os dois queiram e de como se entendam entre si. É importante que *ambos* concordem com a freqüência com que terão relações.

As pessoas aprendem como ter relações automaticamente quando se casam?

Não necessariamente. Se ninguém houver contado nem ao homem nem à mulher como se faz, eles podem descobrir sozinhos ou não. Uma relação sexual é como qualquer outra atividade, que se desenvolve com a prática e experimentando. A maioria das pessoas aprende como fazê-la de formas que agrade um ao outro e aos dois. Quando as pessoas se amam desejam aprender como dar prazer ao outro.

O que são doenças venéreas? Como as pessoas pegam isto?

Doenças venéreas são doenças transmitidas sexualmente, que os médicos chamam de DSTs ou Doenças Sexualmente Transmissíveis. São infecções que somente se adquire através de um contato sexual íntimo com uma outra pessoa que já tenha a doença, e não através do assento de um banheiro por exemplo. Existem por volta de sessenta tipos diferentes de DSTs conhecidas atualmente. Algumas são sérias, portanto, todos devem estar informados sobre elas e tomarem cuidado para não pegá-las.

Se uma mulher estiver com uma doença sexualmente transmissível e tiver um bebê, ele terá algum problema?

Dependendo do tipo da doença sim, terá. Uma delas se chama sífilis. Se ela tiver sífilis durante a gravidez, o bebê poderá nascer desfigurado, com retardo mental, com problemas no coração ou até mesmo nascer morto. Se ela tiver gonorréia, que é uma outra DST, o bebê poderá ficar cego a menos que pinguem uma gota de um colírio de nitrato de prata nos seus olhos imediatamente depois dele nascer. O perigo é tão real que uma mulher deve ser examinada ou fazer exames para doenças sexualmente transmitidas logo que ela fica grávida, devendo repeti-los durante cada um dos últimos três meses de gravidez. Começar o tratamento cedo é o mais importante, poderá proteger o bebê de problemas.

Quando eu posso ter relações?

Quando você gostar de alguém que goste de você, e os dois confiarem um no outro buscando cada um o melhor para o outro, estando prontos a assumirem responsabilidades mútuas. Durante séculos as pessoas em vários lugares do mundo diziam que só se poderia ter relações sexuais com alguém com quem se estivesse casado — não só porque poderia nascer um bebê, mas porque muitos grupos religiosos acreditam ser esta a melhor forma. Nem todos pensam assim, e algumas vezes há uma grande diferença entre como as pessoas dizem que deve ser e como fazem na realidade.

Mas mesmo sabendo de tudo isto, atualmente pode-se encontrar meninas de onze e doze anos tendo relações sexuais. Algumas delas chegam mesmo a ficar grávidas. Isto certamente não é algo responsável. Nós achamos que você é inteligente e esclarecida o bastante para não deixar isto acontecer com você. Você sabe que há outras formas além de uma relação sexual de conhecer e relacionar-se intimamente com alguém. Existem muitas maneiras de se agradar um ao outro. Você deve esperar estar crescida o bastante para ter responsabilidade quanto à anticoncepção e uma possível gravidez para chegar a ter uma relação sexual. Isto para nós é algo muito sério, por isso, pense nisto com bastante cuidado.

Você e o papai fazem isto para terem prazer?

Claro que sim. E nós também o fizemos para fazer um bebê quando tivemos você e sua irmã. Nós temos relações porque nos amamos muito e queremos dar prazer um ao outro.

Duas mulheres podem fazer amor?
Podem, sendo carinhosas uma com a outra e usando suas mãos, bocas, clitóris e vaginas. As mulheres que preferem fazer amor com outras mulheres são chamadas lésbicas ou homossexuais.

Dois homens podem fazer amor?
Podem, sendo carinhosos um com o outro e usando suas mãos, bocas, pênis e ânus. Os homens que preferem fazer amor com outros homens são chamados "gays" ou homossexuais.

Por que algumas pessoas acham normal se beijarem no rosto mas não na boca?

Uma das razões é que os bebês e as crianças menores podem apanhar germes através da boca que podem deixá-las doentes. Mas para os jovens e os adultos geralmente o beijar no rosto está ligado com a amizade e o beijo na boca com o amor e o sexo. A maioria das pessoas prefere manter estas duas formas separadas.

Mamãe, por que eu ainda posso tomar banho com o papai mas você já não gosta que eu tome banho com você?

Não é que eu não goste, mas você já está se tornando um homem. Na maioria das famílias, as mães e os seus filhos homens já quase adultos não ficam juntos nus, nem tomam banhos, nem fazem sexo juntos. Você está crescendo e logo já estará pronto para encontrar pessoas da sua idade para fazer esse tipo de coisas. Mas é claro que nós continuaremos a nos amar e a demonstrar isto. Venha aqui — eu quero dar um abraço em você e provar isso.

Papai, eu vejo você de calção de banho e, também já o vi tomando banho, mas você nunca nos deixa vê-lo de cuecas. Por quê?

Você está certa, é uma situação engraçada. Eu acho que é porque eu fui criado aprendendo a fazer uma ligação entre roupas de baixo, cama e sexo. Eu não tenho nenhum problema com seu irmão porque ele é homem, mas muita gente que foi criada da mesma forma que eu continua achando que sexo é privado e que a roupa de baixo está ligada a sexo, portanto, a roupa de baixo também é algo privado! Então, sem roupas de baixo "em público" — e isto inclui minha própria filha! Pode ser bobo, mas é assim que eu sinto.

Se muitas pessoas têm relações porque se sentem bem, por que alguém se casa?

A maioria das pessoas não se casam somente para ter relações sexuais. Elas podem, se quiserem, tê-las sem estarem casadas. É uma forma de dizer ao mundo e a cada um que as duas pessoas se pertencem e desejam construir uma família. Desde que encontrem alguém que amam e que sentem algo especial, muitas pessoas passam a querer tornar isso formal e legal através do casamento, da maneira que se tem feito por séculos.

O que significa "veado" ("bicha")? (ou "sapatão" para mulheres)?

É um termo mal-educado usado na gíria para homossexuais. Um homossexual, seja homem ou mulher é alguém que fica verdadeira e realmente excitado(a) somente por alguém do seu próprio sexo. Um melhor termo para um homossexual masculino pode ser "gay" ou mesmo simplesmente homossexual. São palavras que os próprios homossexuais não se ofendem em usar. As mulheres homossexuais preferem ser chamadas de lésbicas ou homossexuais do que por esse outro nome. Há muito que se aprender sobre a homossexualidade, e é ruim para todos que muitas pessoas prefiram permanecer ignorantes a este respeito.

É ruim ser homossexual?

Nós achamos que não, mas esse é um dos assuntos sobre os quais diferentes pessoas têm opiniões muito diversas. Algumas acham que somente se deve ter relações sexuais com alguém do outro sexo, e que todos que não escolhem fazer isso não estão agindo certo. Na nossa família nós concordamos com os cientistas e médicos que afirmam que um homossexual é apenas alguém diferente de um heterossexual, sem que isto seja uma doença ou algo ruim ou estranho. Certas pessoas que não aprovam os homossexuais são algumas vezes cruéis para com eles, então muitos homossexuais se sentem machucados e tendem a ser muito reservados quanto às suas vidas íntimas. Nós achamos que isto é péssimo porque é muito triste e difícil ter que esconder que você ama alguém.

Se um menino se veste com as roupas da sua mãe existe algo errado com ele?

Não necessariamente. A maioria das pessoas tem curiosidade sobre as roupas do sexo oposto e acabam experimentando-as alguma vez. Em muitos países as meninas podem usar roupas de homens a qualquer hora, mas quando um menino veste roupas de meninas, as pessoas zombam dele. Não há realmente nada de errado com qualquer um dos dois. Alguns homens adultos, incluindo homossexuais e heterossexuais gostam de vestir roupas de mulher de vez em quando: isto pode trazer um prazer sexual. Algumas vezes os homens se vestem com roupas de mulher para zombarem das mulheres ou dos homossexuais. Isto é uma forma cruel de humor.

Uma pessoa cega (surda, aleijada) terá um bebê cego?

Em poucos casos a cegueira ou a surdez, podem ser transmitidos dos pais para o filho. Pessoas especialmente treinadas, que fazem o que se chama de aconselhamento genético, podem explicar quais são as chances do defeito que os pais apresentam passar para o bebê. Então as pessoas poderão decidir se não há problema em ter seu próprio bebê ou se é mais seguro adotar um.

O que faz um bebê ser defeituoso?

Todos os bebês são um pouco diferentes um do outro. Alguns bebês são mais diferentes — um bebê que não tem uma das mãos, ou que não é capaz de enxergar ou que tem uma grande mancha vermelha em sua pele. Nós nunca temos certeza de quando devemos achar que um bebê é "diferente" e quando devemos achar que é "defeituoso". No passado algumas vezes as pessoas chegaram a pensar que quem tinha cabelos ruivos era defeituoso. É bobo, não é? De qualquer forma é geralmente mais agradável se referir a essas coisas como diferenças do que dizer "ele é defeituoso!"

Algumas diferenças são herdadas, o que significa que nascemos com a mesma característica que nossos pais ou avós têm. Outros problemas aparecem quando a mãe ficou doente durante a gravidez, ou não recebeu comida suficiente, tomou drogas perigosas, fumou ou bebeu álcool.

O que você já tem quando nasce é chamado de "congênito". Alguns problemas congênitos podem ser corrigidos — se o bebê tem o lábio de cima aberto ele pode ser costurado. Alguns problemas não podem ser corrigidos mas podem ser muito melhorados — se um bebê enxerga muito mal, ele poderá usar óculos com lentes grossas que podem ajudá-lo a ver. E você sabe que pessoas cegas, ou surdas, ou que não têm parte de um braço podem ter uma vida útil e feliz.

Nós geralmente não entendemos *por que* acontecem coisas como estas com algumas pessoas ou famílias, mas sabemos que quando conhecemos alguém com esse tipo de problema aprendemos muito a respeito de coragem, paciência, força e amor.

O que é um feto?

Nós temos que ir um pouco para trás para responder a esta pergunta. Durante as primeiras oito semanas depois que o espermatozóide se juntou com o óvulo, nós chamamos o que foi criado de embrião. Depois disto, de oito semanas até quando ele já pode permanecer vivo depois de deixar o útero dependendo do seu tamanho e desenvolvimento, é chamado de feto. Após isto, já é um bebê.

O que é o colo do útero (ou cérvix)?

O colo é um anel grosso de músculos bem fortes que forma a passagem do útero para a vagina. Se você imaginar o útero como uma pêra de ponta-cabeça, o colo fica na parte mais baixa, ou no lado do "cabo da pêra". Se um óvulo é fertilizado, o colo fecha a abertura entre a vagina e o útero e a mantém fechada por nove meses até que o bebê esteja pronto para nascer. Então, em poucas horas, ele se abre o bastante para que possa passar a cabeça e o corpo do bebê para a vagina e de lá para este mundo.

O que é um útero?

O útero é um órgão que fica na bacia (ou pelve) da mulher, com o formato parecido a uma pêra de ponta-cabeça. É feito de músculos e forrado com glândulas macias e esponjosas cheias de sangue. É dele que vem o fluxo menstrual todos os meses, a menos que a mulher esteja grávida. Quando isto acontece, as menstruações param até depois que o bebê nasça. O útero crescerá junto com o feto, não somente se esticando, mas também formando mais tecido muscular para criar um espaço para o feto que está crescendo. Após seis semanas que o bebê nasceu o útero já voltou ao seu tamanho normal.

O que é cordão umbilical?

Enquanto o bebê está dentro do útero, um longo tubo chamado cordão umbilical liga o seu abdômen a sua placenta. O cordão contém artérias e veias que levam o sangue do bebê para a placenta e o trazem de volta. Com isto os nutrientes ou a comida *para* o bebê e os resíduos *do* bebê podem ser trocados entre o sangue do bebê e o da mãe.

O que é a placenta?

É algo como uma esponja redonda que cresce dentro do útero até ficar do tamanho de uma metade de melão pequeno. É para ela que as veias e artérias que vêm do bebê pelo cordão umbilical se dirigem, ficando lado a lado com as veias e artérias da mãe. Estas veias e artérias têm paredes muito finas, e é assim que os nutrientes do sangue da mãe são filtrados e passam por essas paredes em direção ao sangue do bebê.

O que o bebê come dentro da mãe?

O sangue da mãe carrega comida (nutrientes) para ela própria e também para o bebê. Eles são transferidos para o sangue do bebê através das paredes finas dos vasos sangüíneos da placenta. (Veja a pergunta anterior).

Como o feto vai ao banheiro lá dentro?
Ele não faz cocô, somente urina, pois o feto não está comendo. Dentro da placenta a urina do feto é transferida para o sangue da mãe que a leva embora, saindo junto com a urina da própria mãe.

O que acontece com a placenta depois que o bebê nasce?
Ela não é mais necessária, portanto ela também sai pela vagina, pouco tempo depois do bebê. Isto é chamado de secundamento.

Dói quando o cordão umbilical é cortado?
Não, ele não possui nervos, por isso não se sente nada.

As pessoas podem fazer amor mesmo quando a mulher tiver um bebê dentro dela?
Claro, existe espaço suficiente, pois o bebê está dentro do útero que fica acima da vagina onde o pênis é colocado. Quando a sua barriga já estiver muito grande, será mais confortável fazer amor com a mulher deitada de lado.

Não vai machucar o bebê?
Não, o pênis nem chega perto dele.

Você e o papai tiveram relações sexuais antes que eu nascesse?
Claro, sem dúvida que sim.

E eu estava lá?
Certamente que sim, você estava boiando dentro de uma bolsa de água, que estava dentro do útero, que fica dentro de mim.

Eu vi vocês fazendo isso?
Não. Não somente porque é escuro lá dentro mas também porque você estava completamente envolvido pela bolsa de água na qual você ficava boiando e também pela parede formada pelos fortes músculos do útero. Talvez você possa ter percebido alguns movimentos mais fortes e também escutado alguns dos sons de amor de nossas vozes, porque os sons atravessam essas barreiras. Nós achamos que alguns bebês quando nascem já estão acostumados com a voz da sua própria mãe, porque já a vinham escutando. De qualquer forma, não é uma idéia bonita?

O que é incesto?
É uma relação sexual entre os membros diretos de uma família — pai e filha, mãe e filho. Ninguém acha que o incesto é algo apropriado, e é também contra a lei na maioria dos países.

Mesmo dentro de uma mesma família, se uma pessoa mais velha força uma mais nova a ter relações isto é chamado de estupro. É difícil para uma criança resistir a esses tipos de avanço, porque as pessoas mais velhas têm mais força e também porque as crianças estão acostumadas a fazerem o que os adultos lhes pedem. Nós queremos que você entenda que o seu corpo é somente seu, e somente você pode decidir quem pode vê-lo ou tocá-lo. Quando você não estiver se sentindo bem em uma situação, ou quando alguém estiver importunando você, e você não souber o que fazer, diga um sonoro "não" e peça ajuda a um outro adulto.

O que quer dizer *"estar com tesão"*?

Significa estar excitado sexualmente.

6
DOS DEZ AOS DOZE ANOS

A puberdade não se constitui de um único acontecimento, mas sim de uma seqüência muito longa de alterações biológicas. Não importa com que idade ela se inicie, necessitará de quatro a cinco anos para os meninos e de três a quatro anos para as meninas para se completar. A seqüência de eventos que leva à maturidade fisiológica e reprodutiva está cuidadosamente detalhada no capítulo 5 (págs. 69-88). Nós achamos que este tipo de informação deveria ser colocado naquele capítulo pelo grande número de crianças de sete a nove anos que fazem perguntas do tipo: "Quando eu vou ficar menstruada?" ou "Quando eu vou ter minha primeira ejaculação?". Se eles souberem onde procurar neste livro o que desejam, isto poderá dar a seus filhos pré-adolescentes a oportunidade de uma maior compreensão e de experimentar a sensação de ter a tarefa do seu próprio desenvolvimento a seu cargo.

Esses eventos servirão apenas para orientação. As crianças devem escutar de você que ao lado do amadurecimento dos seus corpos, você também espera que se desenvolvam os pensamentos, sentimentos, atitudes e relacionamentos. Uma maneira de assumir e manter este seu importante papel durante esse período é familiarizar-se de uma forma global com toda esta esperada seqüência de eventos.

As meninas tendem a iniciar esse processo um ano e meio ou dois antes dos meninos, podendo parecer que estão adiantadas em relação aos meninos da sua idade. Mas em um grande grupo de meninos e meninas na mesma série na escola as coisas podem se equilibrar, e obviamente todos atingem, por fim, a puberdade. Considera-se que se atingiu a puberdade quando um menino ou uma menina adquiriram a capacidade reprodutiva. Esta é uma época muito importante, quando os pais e os filhos necessitam ter um diálogo aberto e freqüente visando tudo de uma forma bem ampla. Assim também poderão se alegrar à medida que as mudanças em direção à puberdade vão aparecendo.

Não é difícil preparar a criança *para* a puberdade muito antes do seu possível começo. Provavelmente, eles já terão feito perguntas e aprendido algo sobre ela antes dos dez anos. Se eles continuarem a sentir que você é uma pessoa "perguntável", terão a liberdade de procurá-lo com qualquer pergunta ainda que possa ser desconcertante. Pelo fato de que uma conversa sempre dissipa o medo e a estranheza, muitas preocupações desaparecerão e os pais poderão começar a pensar no tipo de cerimônia que gostariam de planejar para a chegada da puberdade em seus filhos.

Atingir a puberdade é um dos importantes passos da vida humana, e em muitas culturas existem os "ritos de transição" a fim de marcar esse evento importante, dando um reconhecimento público a um evento particular. Da mesma forma, quando duas pessoas ficam noivas ou se casam, estão proclamando sua decisão particular de se tornarem um casal e talvez terem filhos juntos. Algumas famílias festejam o fato de seus filhos atingirem a puberdade através de um jantar especial no seu restaurante favorito ou estourando uma garrafa de champanhe. As famílias judias têm o seu *bar* ou *bat mitzvah*. Uma forma de celebração pode ser algum indício simbólico de que ele ou ela, agora capazes de terem filhos, estão entrando no mundo da responsabilidade adulta. Algumas famílias passam a permitir que as crianças chamem seus pais pelos seus primeiros nomes ou que façam uma viagem sozinhos. Qualquer que seja o símbolo escolhido, servirá para marcar o reconhecimento e a confirmação de que o corpo da criança, com todas as suas funções, é importante, bom e aceito pelas pessoas mais importantes do mundo — sua família.

Pelo fato de que tanto nos meninos como nas meninas as mudanças da puberdade podem começar dos sete aos dezoito anos, um indivíduo de doze anos pode ser ainda uma criança enquanto outro já poderá estar na adolescência. Contudo, por volta dos treze anos, a metade das meninas e quase outro tanto dos meninos já haverá atingido a adolescência.

Os primeiros sinais das alterações pubertárias levam os pais a interromper as expressões físicas de afeição e o contato físico com seus filhos. A criança não poderá deixar de atribuir este comportamento às alterações da puberdade, podendo chegar a odiá-las, como sendo "más". As meninas especialmente, poderão ter ouvido seu período menstrual referido como "doença" e tendo essa "enfermidade" sido confirmada pela aparente diminuição de afeição por parte de seus pais. Isto pode ser desastroso para algumas crianças de dez ou onze anos, que podem sentir-se particularmente isoladas.

Se a masturbação foi interrompida em algum período anterior, ela geralmente será agora redescoberta. Já que a masturbação foi energicamente condenada em tempos anteriores, algumas crianças, então, não são capazes de desfrutar do seu próprio prazer. Estas crianças estarão agora aprisionadas em ciclos de masturbação, culpa, uma luta em vão buscando a abstinência, mais masturbação, mais culpa etc. Você poderá se lembrar de tais ciclos em sua própria infância como profundamente perturbadores. Portanto, se isto aconteceu, você desejará ajudar seus filhos a interrompê-los. Muita afeição da sua parte, e a garantia de que a masturbação é algo permitido a todos, os ajudará muito.

A ereção é tão freqüente e tão fácil de ocorrer com os meninos mesmo antes da puberdade, que na adolescência quase todos os meninos podem se masturbar até a ejaculação. Embora poucas meninas se masturbem nesta época, muitas irão experimentar seu primeiro orgasmo auto-induzido durante estes anos.

As amizades entre o mesmo sexo continuam a ser um forte foco de sociabilidade. Os meninos preferem aprender sobre sexo através de outros meninos. Na busca de quem urina mais longe ou de quem ejacula mais rápido, os meninos são levados à masturbação enquanto conversam sobre meninas, à masturbação mútua, felação, brincadeiras sexuais ou relações anais. Este tipo de experiências, geralmente, não são encarados pelos próprios meninos como homossexuais.

Como em idades anteriores, as meninas nesta fase estão menos propensas do que os meninos aos jogos sexuais em grupo, porém, de alguma forma, tendem mais a compartilhar fatos e técnicas com uma outra menina, trocando em voz alta suas fantasias sexuais. Amizades com meninas continuam a ser importantes durante toda a adolescência, assim como durante toda a vida adulta.

Algumas amizades com o outro sexo começam por volta dos dez anos ou um pouco mais cedo, e alguns namoros podem surgir nesta época. As crianças podem se sentir ambivalentes quanto a iniciar jogos sexuais com pessoas do outro sexo. A alteração no jogo de "mesmo sexo" para "sexo oposto" é facilmente assimilada porque os pré-adolescentes recebem mensagens da sociedade de que ser um parceiro sexual é o principal pré-requisito para ser sexualmente maduro. Por isto, não nos surpreende que muitos destes pré-adolescentes venham tendo relações sexuais e algumas vezes contato buco-genital, geralmente com parceiros de sua própria idade.

Os anos que precedem a puberdade é a época em que as crianças aprendem sobre sua própria sexualidade. Qualquer interferência neste processo tornará a criança, ao atingir a adolescência, incapaz de enfocar uma relação com outros, seu enfoque sexual estará dirigido para o interior e não ao exterior. Se a criança ainda estiver preocupada em entrar em contato com sua própria sexualidade não poderá desenvolver interesse por outra pessoa nem aprender a planejar e assumir responsabilidades por ações conjuntas assim como envolver-se emocionalmente com outros. Este conflito poderá levar a um relacionamento sexual de exploração, ao envolvimento em uma gravidez ou algum tipo de dano sexual para uma ou ambas as pessoas envolvidas.

Estas são algumas das coisas que perturbam o que deveria ser um trajeto tranqüilo em direção à adolescência. É triste perceber que poucas mães e quase nenhum pai conversa com seus filhos a respeito de puberdade, relações sexuais ou sexo antes do casamento. Um número ainda menor menciona algo sobre DSTs (doenças sexualmente transmissíveis) ou sobre métodos anticoncepcionais.

Ao contrário, conversa-se sobre sexo com as crianças somente em termos de reprodução. Elas nunca tiveram oportunidade de aprender a respeito da proximidade, intimidade e de satisfação repleta de tranqüilidade que surgem do amor e da união sexual, pois nunca ninguém conversou com elas sobre *sentimentos*. As crianças geralmente não têm consciência de que *a melhor parte do casamento não é o sexo isoladamente, mas o que ele pode representar dentro de uma relação de amor e carinho*.

Em cada capítulo deste livro há algumas perguntas e respostas que poderão parecer além dos interesses ou mesmo da capacidade do grupo etário ao qual o capítulo se refere. Nós fizemos isto deliberadamente, assim como também o faremos neste capítulo final. Existem sempre crianças nos limites superiores do amadurecimento que se encontram entrando na puberdade aos nove e dez anos, ainda na quarta série escolar. A maioria, entretanto, entrará na puberdade durante a sétima e oitava séries. Socialmente falando, alguns meninos de nove ou dez anos podem ter plena consciência a respeito dos seus pêlos pubianos já escuros, suas vozes em processo de mudança e o seus pênis de maior tamanho. Outras poucas meninas também já terão pêlos pubianos, seios e períodos menstruais. Ao olhar para estes meninos e meninas *sexualmente* desenvolvidos, alguém poderá achar que pertencem à sétima ou oitava séries; mas não, eles estarão corretamente inseridos na quarta ou quinta séries, de acordo com o seu desenvolvimento intelectual e seu grupo etário. O ponto de referência aqui será o seu desenvolvimento social.

Se os pais acharem que tais crianças são "muito novas para receber informações sobre sexo", elas, não dispondo de nenhuma informação para o fato de serem "diferentes", ficarão naturalmente confusas, podendo sofrer intensamente ou receber informações distorcidas sobre o que está acontecendo a elas. Portanto, de vez em quando, procure avaliar o estágio de desenvolvimento sexual de seus filhos. Pense se a criança está ou não de posse das informações sobre sexo necessárias para atravessar aquela fase do desenvolvimento.

Uma conversa cuidadosa pode ser iniciada de maneira informal da seguinte forma: "Você parece estar com alguns sinais de quem já está começando a puberdade. Isto significa que você irá se desenvolver mais cedo, da mesma forma que algumas outras pessoas. Isto é perfeitamente normal, e nós só queremos estar certos de que você está preparado para ela. Parece que dentro dos próximos seis a oito meses, você terá sua primeira ejaculação (menstruação). O que você acha disso? Você pode nos perguntar o que quiser, pois, não se esqueça, nós dois também passamos pela adolescência."

Se as famílias como um todo, incluindo os avós e outros parentes, puderem se sentir à vontade em uma conversa direta e sem rodeios a respeito de sexo, não de uma forma constrangedora e cheia de segredos, mas naturalmente, como se conversaria sobre qualquer assunto de interesse comum, então nós realmente acreditamos que haveria muito menos fugas de casa, meninas desesperadas recorrendo a abortos ou pais jovens e malpreparados abusando de seus filhos. Não existe nenhum motivo para que tais conversas não possam ocorrer livres de quaisquer constrangimentos, podendo ser tão úteis como qualquer outra conversa a respeito de um assunto importante da vida.

Como começo, volte algumas páginas neste livro e verifique sobre quais áreas da sexualidade você e seus filhos ainda não conversaram de forma muito clara. O período anterior à puberdade é a época de retomar coisas que, porventura, não tenham sido explicadas. Quando você perceber algum assunto que no mínimo mereça ser lembrado, poderá usar uma técnica parecida com aquela mencionada anteriormente — "Sobre que coisas esquisitas vocês conversaram esta semana?" A outra forma para crianças mais velhas é mais objetiva: "Às vezes nós ficamos curiosos, pensando se você e seus amigos conversam sobre coisas como exibicionismo (homossexualidade, sexo entre os membros de uma mesma família). Muitas pessoas ficam muito assustadas com isto sem precisar, mesmo os adultos, quando nunca tiveram chance de conversar e aprender sobre estas coisas."

Em uma família na qual a conversa sobre sexualidade é algo franco e aberto, pode-se admitir com segurança que se a criança tem reações naturais frente a algo é porque está suficientemente informada a respeito. Porém, se você estiver apenas começando o processo de "abertura" com seu filho você não poderá contar com isso. Aproveite para discutir com ele algum assunto que provocou alguma reação ao ser mencionado.

Nós insistimos que, durante as conversas, até que se estabeleça uma total confiança entre vocês a respeito de sexo, os adultos se abstenham de dar julgamentos ou opiniões fortes. Masturbação, sexo entre adolescentes e homossexualidade são provavelmente os assuntos onde será mais difícil para os pais permanecerem neutros. Porém, esforce-se muito, atendo-se aos *fatos*. Atualmente a maioria dos psiquiatras e outros especialistas concordam com estes três fatos:

1. A masturbação é uma parte valiosa e esperada da vida sexual, desde o início até o final dos nossos dias. Sua fase mais importante ocorre durante os primeiros meses e anos do nosso desenvolvimento, porém nunca chegará a perder sua importância e utilidade durante toda a vida até a velhice.

2. A única coisa que sabemos com certeza a respeito da homossexualidade é que não a conhecemos o bastante. Existe alguma evidência, ainda que pequena de que a família participa "agindo" de forma a causar esta preferência sexual, mas por outro lado, ninguém ainda forneceu um argumento convincente de que ela pudesse ser hereditária. Muitos especialistas acham que a homossexualidade se desenvolve antes dos oito anos de idade. Outros acreditam que em nossa sociedade as pessoas são excessivamente rotuladas e que, sem a pressão social para que alguém "decida" o que é, provavelmente muitas pessoas estariam perto de ser bissexuais; isto é, teriam algumas experiências homossexuais sem serem levadas a pensar que isto as torna "diferentes" ou que devem adotar um estilo especial de vida devido às suas experiências sexuais. De fato, muitas pessoas passam por uma "fase" homossexual. Outras são aparentemente bissexuais, seja por períodos curtos ou durante toda a sua vida.

No presente, somente uma pequena parcela da população é exclusivamente homossexual permanecendo assim toda sua vida. Muitos homossexuais tiveram relacionamentos com pessoas do sexo oposto, portanto, podemos encontrar homossexuais por toda parte. Estão em todas as profissões (medicina, direito, teologia, educação), nos esportes (futebol, vôlei, basebol, tênis) nas artes, no mundo dos negócios e no comércio. São como você e eu, se formos heterossexuais, exceto pela sua orientação sexual e pelos vários problemas *causados pela maneira como são tratados pelos heterossexuais.*

A homossexualidade não é transmissível, como o sarampo. Os homossexuais muito raramente estupram ou incomodam as crianças. Tais crimes são geralmente cometidos por heterossexuais. Eles sentem exatamente o mesmo desejo de privacidade, carinho e amor, de serem amados da mesma forma que os heterossexuais. O dia que uma de suas crianças lhe disser que ele ou ela é homossexual, tenha em mente que a criança não mudou nada do que era antes de você ficar sabendo. Você é o que mudou: Agora você tem uma informação a mais a respeito do seu(sua) filho(a), que você não tinha vinte e quatro horas atrás, mas *ele (ou ela) continua a ser a mesma criança que você sempre amou.* Como os seus sentimentos podem mudar?

Embora possam ter pensado nisto desde crianças, a adolescência é a época em que muitas pessoas confirmam que são homossexuais.

Depois que você aprendeu isto, o melhor presente que você poderia dar a seu filho seria aceitar o fato sem hesitação, colocar seus braços ao redor de seu ombro e dizer: "Eu te amo. Como eu posso ser um bom pai (uma boa mãe) e lhe dar o apoio que você deseja?"

3. Os adolescentes continuam a se interessar por sexo como vinham fazendo até então. Para eles, buscar uma ou outra forma de expressão sexual é tão necessário como respirar. Portanto, procure ajudá-los a: (a) explorar modos de vida que poderão servir para aumentar seu sentimento de autoconfiança e capacidade de decisão; (b) explorar e descobrir alguns dos muitos fatores não sexuais envolvidos em uma amizade; (c) pensar quando e como podem se sentir tentados a tirar vantagens sexuais *de alguém*, e as possíveis razões disso; e (d) identificar quando e como alguém possa tirar vantagens sexuais *deles*, e as possíveis razões para isso.

A solução ao dilema da criança quanto a obter fatos corretos e desenvolver bons sentimentos a respeito de todos os aspectos sexuais, sobre a puberdade e adolescência está nas mãos dos pais. A ajuda dada pela escola será somente complementar à ação dos pais. Não será tarde demais para os pais procurarem libertar seus filhos do medo e da angústia a respeito de algo que, no final das contas, é simplesmente um dom da vida.

Está é uma época muito difícil para mim? Existe alguma maneira para que eu possa crescer mais rápido?

Pode parecer devagar, mas você é perfeitamente normal e uma dentre milhões e bilhões de crianças que passaram pela adolescência e sobreviveram! Converse conosco sempre que tiver vontade, sobre o que quer que aconteça, seja na sua vida social ou no seu desenvolvimento sexual.

Meus pais disseram que quando eu tivesse minha primeira menstruação eles me levariam jantar fora para comemorar. As outras meninas acham isto esquisito, e que eu não deveria contar aos meus pais quando isto acontecer. Você acha esquisito também? *

Eu diria que é maravilhoso e não esquisito! Seu pai e sua mãe querem comemorar algo muito importante: Alguém que eles conheceram como um bebê pequeno e indefeso agora está se tornando

---

* Perguntas como esta às vezes são feitas a algum adulto que não pertence à família e em quem a criança confia.

uma mulher. A comemoração desta ocasião pode se chamar uma *cerimônia de transição,* uma ocasião onde você termina uma fase da sua vida e começa outra. Muitas pessoas no mundo inteiro também fazem alguma forma de comemoração. Os seus pais estão orgulhosos de você e deles mesmos porque ajudaram-na a percorrer bem este caminho.

Por que algumas meninas começam a ficar menstruadas com nove ou dez anos e outras com dezesseis ainda não ficaram?

Ninguém sabe com certeza. Alguns pensam que pode ser devido à hereditariedade, origem geográfica e origem racial. Certamente tem algo a ver com a alimentação — crianças que não se alimentam bem podem se desenvolver mais lentamente, demorando mais para começar a ejacular ou menstruar.

Eu tenho pêlos pubianos e seios há muito tempo mas ainda não fiquei menstruada. Há algo de errado comigo?

Geralmente a primeira menstruação acontece oito meses depois que os seios se desenvolvem. Primeiro suas roupas ficarão pequenas, lembra-se? Depois seus pêlos pubianos ficarão mais grossos e *então* você terá sua primeira menstruação.

Quanto tempo dura uma menstruação?

Após o primeiro ano tendo períodos menstruais, a maioria das mulheres estabelece seu próprio padrão de tempo. Pode variar de três a sete dias, mas o mais comum são quatro ou cinco dias. O tempo entre os períodos menstruais também varia, mas geralmente é por volta de vinte e oito dias.

Agora que eu já ⋅fiquei menstruada, o que acontece se falhar um mês? Significa que eu estou grávida?

Não necessariamente. Leva algum tempo até que os seus ciclos tenham um padrão regular. *Porém,* se você tiver tido relações sexuais e houve alguma ejaculação dentro ou mesmo perto da sua vagina, então você poderá estar grávida. Vejamos as possibilidades. Suponha que você tenha tido ainda que apenas uma relação depois da sua última menstruação — então você deve pensar nas seguintes coisas: Você usou um método anticoncepcional adequado *todas* as vezes? Qual foi? Se foi um condom, ele chegou a sair ou rasgar? Se foi um diafragma, e você teve duas relações, você se lembrou de aplicar novamente o creme ou o gel antes da segunda vez, *sem* retirar o diafragma? Você deixou o diafragma no lugar por oito horas após a última ejaculação? A relação foi por volta do décimo-quarto ao décimo-sétimo dia a partir do primeiro dia da última menstruação?

Se a sua menstruação não vier dentro de duas semanas após o dia que ela deveria ter vindo, então você se sentirá melhor — e eu também — se você verificar com um ginecologista.

Por que as meninas devem ter menos atividades durante a menstruação?

Onde você ouviu isto? Essa é uma idéia ultrapassada de que as mulheres seriam criaturas frágeis. Mas é claro que antigamente as mulheres pobres trabalhavam tão duramente quanto os homens, como também fazem hoje em dia. As meninas podem ser tão ativas durante a menstruação como em qualquer outro dia.

O que é a menopausa?

Menopausa é a época em que a mulher pára de menstruar, o que geralmente acontece entre os quarenta e cinco e cinqüenta e cinco anos. A menopausa pode acontecer de um dia para o outro ou levar alguns anos, durante os quais a mulher terá ciclos menos regulares. Depois de parar completamente, ela já não mais será capaz de engravidar.

Por que meus seios ficam doloridos o tempo todo? Quando eles irão parar de doer?

Eles estão começando a crescer, e eles começam com o que chamamos de broto mamário. Em alguns meses eles pararão de doer, porém, continuarão a crescer. Traga-me um pouco de creme que eu vou mostrar a você como massageá-los bem de leve com seus dedos, e você verá como eles melhorarão.

Existe algum tipo de exercício que faça meus seios ficarem maiores?

Não, não existe. O tamanho dos seus seios é dado principalmente pela hereditariedade. Pense na sua mãe, na sua avó e na sua tia: seus seios provavelmente serão mais ou menos daquele tamanho. Poderão ficar um pouco maiores durante a gravidez e enquanto você estiver amamentando, ou se você engordar muito. Da mesma maneira que outras partes do seu corpo, existem seios de todas as formas e tamanhos, e nenhum é melhor ou pior do que o outro por isto. Certamente as mulheres com seios pequenos podem amamentar seus filhos tão bem como aquelas que têm seios grandes. Todos os corpos são bonitos de alguma forma, e nós sempre podemos aprender a apreciar nossos pontos fortes.

Minhas bolinhas estão ficando grandes. Eu estou com alguma doença?

Não! Você está apenas começando as mudanças da puberdade. Agora você pode começar a prestar atenção pois os pêlos pubianos vão começar a crescer. Logo seu pênis também aumentará e sua voz começará a mudar. Daqui a um ano e meio ou dois, você terá provavelmente sua primeira ejaculação.

Por que existem tantas meninas da minha idade mais altas que eu?

Isto pode ser apenas por enquanto, porque elas já começaram a fase de crescimento que chega com a puberdade, e você ainda não começou. As meninas geralmente começam antes que os meninos, porém não se preocupe, eles também logo começam a crescer.

O que é uma polução noturna. Há algum problema se eu nunca tiver tido uma?

Uma polução noturna é uma ejaculação que acontece enquanto você está dormindo e que você só poderá perceber quando acordar. Ela significa simplesmente que sua quantidade de esperma estava aumentando e a polução noturna é uma maneira natural de liberar a tensão devida a este acúmulo. Não tê-las significa que você está liberando a tensão por meio da masturbação quando você fica excitado. Não existe nada de errado com qualquer uma das formas.

Pode-se ter uma polução noturna estando acordado?

Não, pois ela acontece durante um sonho. É possível que alguns meninos possam ter fantasias sexuais tão intensas estando acordados que cheguem a ter uma ejaculação.

O que é uma pessoa virgem?

É alguém que nunca teve uma relação sexual. Para uma mulher ou uma menina significa que ela nunca teve um pênis dentro da sua vagina. Para um menino, significa que seu pênis nunca esteve dentro de uma vagina.

É possível um médico dizer se alguém é virgem ou não?

Com os meninos provavelmente será impossível. As meninas têm uma membrana chamada hímen que cobre a abertura vaginal. Se ela estiver íntegra, é muito provável que a menina seja virgem. Entretanto, algumas meninas nascem sem o hímen, e algumas podem romper o hímen durante um exercício ou um acidente. Outras têm o hímen muito elástico, e pode ser que um pênis entre na vagina sem rompê-lo. Também, o uso de tampões ou do dedo na vagina para obter prazer poderá estirar o hímen. A resposta é que ninguém pode afirmar com certeza se uma pessoa é ou não virgem.

Uma menina virgem pode usar tampões?

Claro, eles existem em diversos tamanhos e qualquer uma poderá usá-los.

Existe algum problema com os tampões?

Muitas mulheres têm usado os tampões sem problemas. Entretanto, algumas mulheres que usavam tampões durante seus períodos menstruais adquiriram uma doença chamada Síndrome do Choque Tóxico. Não se sabe o bastante a respeito desta doença e de sua relação com o uso de tampões para se ter certeza de que sejam eles os causadores, mas, por enquanto, muitas mulheres estão usando absorventes algumas horas e tampões em outras, ao invés de somente tampões. Uma boa idéia é também usar tampões de tamanho pequeno e trocá-los constantemente.

A polução noturna é um outro nome para masturbação?

Não. A masturbação é feita sob o controle consciente, mas a polução noturna é involuntária e acontece durante o sono.

A polução noturna sempre acontece com um sonho sexual?

Não necessariamente. Pode acontecer com um sonho terrível, um sonho de aventura, da mesma forma que com um sonho erótico.

Um menino pode controlar as poluções noturnas, ou elas sempre acontecem?

A resposta para as duas perguntas é não. As poluções noturnas são involuntárias, porém os meninos que se masturbam freqüentemente, raramente ou quase nunca têm poluções noturnas.

Existe algo que eu possa fazer para meu pênis ficar maior?

Não existe nada que você possa fazer. De qualquer modo, o seu já está do tamanho da maior parte deles. Não se esqueça de que o tamanho do pênis não faz diferença nenhuma em coisas importantes como, por exemplo, uma relação sexual. A vagina se ajusta facilmente a qualquer tamanho de pênis.

Depois que os testículos amadurecerem, sairá esperma todas as vezes que eu urinar?

Não. Os espermatozóides sairão *somente* quando você tiver uma ereção e uma ejaculação. Da mesma forma que você não consegue urinar quando está tendo uma ereção, você não poderá ejacular enquanto estiver urinando.

Por que os adolescentes têm espinhas e os adultos não?

As espinhas ou acne são erupções na pele que parecem piorar quando o equilíbrio dos hormônios é perturbado de alguma forma. E é isto que está acontecendo com você. Por você estar se tornando um adulto muito rapidamente, você tem atualmente uma quantidade maior de alguns hormônios do que tinha quando criança. A maioria dos adolescentes e alguns adultos têm acne. Ela não tem nada a ver com a masturbação ou com não estar limpo, embora possa piorar se você não mantiver sua face limpa, lavando-a cuidadosa e freqüentemente. Nós poderemos cuidar dela facilmente aqui em casa; se você quiser eu lhe ajudarei a descobrir como fazer isso. Você pode estar certo de que nós o ajudaremos a tratá-la, se ela chegar a piorar.

Por que eu ainda não ejaculei? John ejaculou pela primeira vez quando tinha dez anos, e o Billy com doze. Eu estou com quase quatorze e ainda não ejaculei. Há alguma coisa de errado comigo?

Não há nada de errado com você. Você simplesmente faz parte do grupo que se desenvolve mais tarde, como John do que se desenvolve mais cedo e Billy dos que se desenvolvem na média, e todos são normais. Eu sei que é difícil esperar, mas tudo irá se igualar mais tarde. Quando seu pênis estiver maior, você provavelmente irá ejacular dentro de poucos meses.

O que é um exame ginecológico?

Em um exame ginecológico o médico observará, utilizando uma luz, o interior da sua vagina, procurando ver o colo e todas as partes da vagina para ter certeza de que você não tem nenhum problema. Depois, usando uma luva de borracha em umas das mãos (para evitar levar qualquer infecção para o interior da vagina), colocará seu dedo indicador e o médio dentro da sua vagina introduzindo-os com cuidado o máximo que ele puder. Assim ele poderá sentir o colo que deverá ser firme e liso. Utilizando os dois dedos para empurrar o colo para cima, ele colocará sua outra mão aberta sobre seu abdômen abaixo do umbigo pressionando-a cuidadosamente para baixo em direção aos dedos no interior da vagina. Desta maneira ele poderá sentir o útero e os ovários entre os dedos das duas mãos. Se não houver qualquer problema com os órgãos eles serão lisos e ele poderá sentir os contornos do útero e dos ovários e avaliar seu tamanho e consistência. Este tipo de exame deve ser feito regularmente durante toda a vida de uma mulher.

É certo o médico tocar meus genitais?

Ao fazer um exame físico completo, o médico deve se certificar de que todas as partes do seu corpo estão em ordem, portanto, ele *precisará* usar também o tato, e isto inclui tocar os seus genitais. É um tipo diferente de toque do que aquele usado na troca de prazer.

O médico não deverá tocar seus genitais a fim de produzir prazer em você. Se você perceber que ele a está examinando em um sentido não-profissional, você deverá pedir-lhe que pare. Então deverá contar aos seus pais ou a algum adulto em quem você confia o que aconteceu.

É certo pensar coisas sobre sexo enquanto eu me masturbo?

Claro. Muitas pessoas têm fantasias sexuais enquanto se masturbam. Fantasias são um meio de pensar a respeito de coisas que já se fez, que se espera ou gostaria de tentar, que se tem curiosidade a respeito, tentando imaginar como seriam, mesmo sem querer realmente fazê-las. As fantasias tornam até mesmo possível imaginar algo impossível de ser feito. E o melhor de tudo é que as fantasias são seguras, porque elas não necessitam se realizar.

Fará mal se eu me masturbar quatro ou cinco vezes em seguida?

Não, não fará mal nem aos meninos nem às meninas se masturbarem tanto quanto queiram. O seu corpo saberá quando é hora de descansar, e lhe deixará perceber isso fazendo-o não mais se sentir tão bem se você insistir tentando.

Um menino pode ejacular sem ter ou terem tocado seu pênis?

Pode. Isso pode acontecer durante uma excitação muito grande, como estar dançando ou sentado junto a uma menina em um carro ou mesmo assistindo algo sexualmente excitante. Pode também acontecer em um momento de grande medo, como em um acidente de carro.

Para meninos: Um menino tem que ejacular para que seu pênis volte a diminuir?

Para meninas: Uma menina tem que ter um orgasmo para que seu clitóris volte a ficar relaxado?

Não. Geralmente a ereção acaba por si só, a menos que o pênis (clitóris) seja manipulado ou estimulado. Isto acontece se você parar de pensar em algo sexual, começar alguma outra atividade ou for interrompido enquanto estiver se masturbando ou tendo relações.

As mulheres "ejaculam"?

Sim, algumas mulheres "ejaculam". Nós sabemos que a vagina das mulheres fica úmida quando estão pensando em sexo ou quando estão excitadas. Isto é chamado de lubrificação e se achava que era o único fluido envolvido em sexo na mulher. Recentemente, entretanto, começou-se a compreender que algumas mulheres também podem ejacular, embora não se perceba tanto como no homem. Traz muito prazer às mulheres a estimulação de um lugar na vagina chamado de ponto de Grafenberg (ponto G). Aquela região aumenta, os tecidos incham e durante o orgasmo poderá ocorrer a ejaculação de um fluido pela uretra muito parecido com o esperma.

Um orgasmo durante uma relação sexual é igual a um orgasmo durante a masturbação?

A maneira que ele acontece é na verdade a mesma para todos os orgasmos, o que não significa que você os *sinta* da mesma forma. Você provavelmente já sabe como os orgasmos podem ser diferentes em diferentes vezes que você se masturba. É assim para todo mundo, e você descobrirá que também acontece o mesmo com as relações sexuais. Algumas pessoas acham que os orgasmos da masturbação tendem a ser muito intensos porque, após muitas experiências com o autoprazer, se sentem com maior controle do processo do que quando existe uma outra pessoa envolvida. Mas, em geral, as pessoas sexualmente experimentadas não acham que existam grandes diferenças. À medida que o seu corpo for amadurecendo você irá aprendendo mais sobre o que lhe dá prazer.

Para meninos: Por que os meus testículos doem quando eu fico "brincando" com outra pessoa?

Para meninas: Por que eu sinto tanta pressão na minha bacia e genitais quando fico "brincando" com outra pessoa?

A dor nos testículos acontece algumas vezes quando um homem ou um menino é estimulado por muito tempo sem ter um orgasmo. Uma menina ou uma mulher pode ter uma sensação de peso ou de pressão na região dos genitais pela mesma razão. Não é nada muito importante nem para o menino nem para a menina, e o fato de você se sentir um pouco desconfortável não deve nunca servir para pressionar alguém a fazer sexo com você se a outra pessoa não quiser. Esse desconforto poderá sempre ser aliviado com a masturbação.

Sempre sangra quando uma menina faz amor pela primeira vez?

Não. Algumas meninas com o hímen intato podem sangrar um pouco a primeira vez que um pênis ou o dedo é introduzido na vagina. Contudo, se a menina vier usando tampões ou se for muito atlética, e a introdução for feita devagar e gentilmente, é provável que não sangre.

Um menino pode ter uma ereção ao dançar?

Sim, e isto acontece freqüentemente.

Jimmy é dois anos mais novo do que eu mas me disse que se fizermos "aquilo" eu poderia ter um bebê. Não é verdade, é?

Não importa a idade, se o menino já ejacula e a menina já menstruou ou está perto de, ela poderá ficar grávida. Muitas crianças aprenderam isto quando tentaram ter relações antes de conhecer estes fatos, e a menina ficou grávida. Isto pode acontecer mesmo com meninas muito novas.

Que tamanho fica o pênis durante a relação sexual?

Geralmente por volta de quinze centímetros. Alguns ficam mais compridos outros mais curtos, uns mais largos outros mais finos, de todas as maneiras. Não existe nenhum jeito de se dizer de que tamanho um pênis ficará quando estiver duro, olhando-o quando está flácido. De qualquer maneira, estas diferenças não importam, já que a vagina é como uma bexiga antes de você assoprar dentro dela: ela só esticará o suficiente para envolver o pênis, tenha ele o tamanho que tiver.

A relação sexual machuca a mulher?

Não, desde que a mulher também queira e não seja forçada e não deixe as paredes da vagina tensas e apertadas. Por isso é tão importante que ambos tenham um envolvimento amoroso antes, pois desta forma a mulher irá ficando cada vez mais excitada e sua vagina ficará lubrificada. Assim o pênis poderá entrar facilmente.

Quanto tempo demora uma relação?

Tanto tempo quanto as pessoas queiram, geralmente até que cada um tenha tido um orgasmo. Por vezes algumas pessoas podem ter relações por uma hora, ou repetidamente por muitas horas, mas provavelmente o mais comum é um pouco menos do que trinta minutos.

Ter relações sexuais pode viciar alguém?

Não com o sentido de que alguém ficará quase doente se não as tiver regularmente. Mas é algo muito agradável e uma forma muito intensa de comunicar os sentimentos a alguém, por isso, as pessoas gostam tanto.

O que é sexo oral?

Sexo oral significa dar prazer a um homem tomando seu pênis na boca e sugando-o, ou a uma mulher deslizando a língua pela vagina e sugando o clitóris. O nome técnico para o primeiro caso é *fellatio* (felação) e para os genitais femininos, *cunnilingus* (cunilíngua). Existem muitas formas na gíria para expressar esse tipo de estimulação, e a maioria tem um sentido negativo. Você poderá ouvir expressões como "chupetinha" ou "sessenta e nove", mas não são termos que a maioria das pessoas gosta de ouvir.

É certo ir até o fim com o sexo oral ou ele é só para uma excitação antes da relação?
Como você e o(a) seu(sua) companheiro(a) preferirem.

Pode-se ter relações antes de se poder ejacular?
Sim, é possível.

Duas pessoas que não têm nenhuma doença venérea podem pegar alguma tendo relações uma com a outra?
Definitivamente não. Como qualquer outra doença contagiosa, por exemplo sarampo e caxumba, você só poderá adquirir uma doença sexualmente transmissível de alguém que já esteja doente.

As doenças venéreas aparecem para quem faz sexo de maneira errada?
Não. A única maneira de se pegar uma doença sexualmente transmissível é ter contato sexual com alguém que já esteja infectado com a doença.

Pode-se pegar uma doença venérea através da masturbação ou somente através de relações sexuais?
Não se pode pegar uma doença sexualmente transmissível masturbando-se a si mesmo, porém pode ser possível alguma outra pessoa transmitir a doença dos próprios genitais para os seus masturbando-se primeiro e depois lhe masturbando, especialmente no caso de duas mulheres. Portanto, as doenças sexualmente transmissíveis podem se transmitir não somente através de relações, você também pode adquirí-las através de qualquer tipo de contato sexual com alguém que já tenha a doença.

Que tipo de problemas as DSTs (doenças sexualmente transmissíveis) podem trazer?
Algumas envolvem principalmente sintomas localizados próximos à área genital tais como feridas, ardor ou coceira, corrimentos anor-

mais ou dificuldade para urinar, que podem ser extremamente irritantes tornando o sexo muito doloroso. Outras podem ter efeitos sérios a longo prazo por todo o corpo, podendo causar cegueira, problemas mentais, doenças cardíacas, esterilidade, produzindo malformações ou mesmo a morte do bebê. É muito importante consultar um médico ou um hospital se você suspeitar de algo errado. E caso realmente exista algum problema, você deverá avisar seu(sua) companheiro(a) com urgência para que ele(a) também possa se tratar.

As doenças venéreas têm cura?

Com exceção do herpes, para o qual por enquanto não existe um tratamento definitivo, a maioria das doenças sexualmente transmissíveis pode ser curada; porém, se não forem descobertas e tratadas a tempo, algumas poderão trazer alguns problemas que não poderão ser resolvidos mais tarde.

O que é um diafragma?

É um pedaço de borracha macio, pequeno e redondo cujo tamanho exato deve ser medido pelo médico. É colocado na vagina em direção ao fundo até bloquear a entrada do colo, de maneira que o espermatozóide não consiga passar por ele. É *sempre* usado com uma geléia espermaticida colocada dentro e nas bordas para se obter uma boa vedação. Não poderá ser retirado da vagina antes de oito horas após a relação sexual a fim de prevenir que o espermatozóide alcance o óvulo. É um meio muito eficiente para se evitar um bebê, além de algo seguro para a saúde das pessoas.

O que é um condom (camisinha)?

É uma capa que envolve o pênis quando ele está duro não deixando os espermatozóides alcançarem a vagina. A maioria é feita de uma borracha fina, e pode ser comprada em qualquer farmácia ou drogaria. Se a mulher usar ao mesmo tempo um creme, geléia ou espuma espermaticida (que mata os espermatozóides) isto torna o método muito mais eficaz que o condom sozinho. Ele pode ser usado para se obter uma maior proteção no período que a mulher está ovulando, mesmo que ela esteja usando um diafragma.

O que é a pílula?

São hormônios que a mulher toma todos os dias a fim de impedir os ovários de produzirem óvulos. E é claro, se não houver óvulos, não poderá haver um bebê. É um método muito eficiente, mas os médicos não o acham totalmente seguro para mulheres jovens. Algumas mulheres com mais idade acham que estar tomando hormônios todos os dias não é muito saudável para os seus corpos. Algumas pessoas gostam da pílula porque é muito eficaz, mas existem muitas dúvidas a respeito deste método. Aquelas que usam a pílula devem ser examinadas regularmente por um médico em busca de efeitos colaterais.

O que é o DIU (dispositivo intra-uterino)?

É um pequeno pedaço de cobre ou plástico, geralmente em forma de "S" com um fio ligado à sua parte inferior, que é colocado no útero pelo médico através do colo. Ele impede que um ovo fertilizado se fixe na parede do útero, não deixando, portanto, que ele se desenvolva em um bebê. O fio que sai pelo colo permanece na vagina, onde a mulher pode verificar regularmente para ter certeza de que o DIU ainda está no lugar. Muitas mulheres já usaram o DIU por muito tempo, porém, outras tiveram alguns problemas com ele. As mulheres jovens não devem usar DIU, uma vez que ele tem causado muitos problemas de saúde.

O que é um capuz cervical?

É uma pequena peça de borracha sólida, plástico ou ouro com o formato de um capuz colocada sob medida, por um médico, de maneira a cobrir o colo de uma mulher — a parte inferior do útero que se projeta em direção à vagina. O colo é a abertura por onde o espermatozóide entra no útero podendo alcançar um óvulo; o capuz bloqueia esta abertura do colo. Corretamente usado, é tão eficaz quanto um diafragma, podendo ser deixado no lugar por muitos dias. Infelizmente não são todos os médicos que sabem como ajustá-los adequadamente.

O que é um aborto?

Um aborto significa que um feto, formado pela união de um espermatozóide e um óvulo não se desenvolve em um bebê que poderia viver fora do útero materno. Algumas vezes, geralmente porque há algo errado com a gravidez, o feto sai pela vagina por si só. Isto se chama um aborto espontâneo.

Outras vezes, uma mulher grávida, com uma doença muito grave ou que acha que não poderá ser uma boa mãe para aquele bebê naquele momento, decide fazer um aborto: o feto será retirado do seu útero por um médico. Quase todos se sentem tristes quando uma gravidez é interrompida, porém muitas pessoas acham que a mulher deve ter o direito de decidir a este respeito desde que possa julgar o que seria melhor para ela e para o bebê. Outras pessoas, porém, são fortemente contra o aborto e no Brasil ele é proibido a não ser em raríssimas ocasiões. Muitos grupos religiosos também o condenam. É um assunto difícil e complicado para todos, e seria muito bom que se usasse os melhores métodos anticoncepcionais ao se ter relações, evitando-se uma gravidez indesejada.

O que é um "veado"? (bicha)
"Veado" é uma forma de insulto que algumas pessoas usam para um homossexual. É uma palavra má usada por pessoas que são intolerantes ou preconceituosas com outras diferentes delas.

O que é um transexual?
Um homem (ou menos freqüentemente uma mulher) que decide submeter-se a uma série de operações para mudar de um sexo para outro, incluindo seus genitais. Se for um homem, ele desejará dizer que *é* uma mulher, e que ser tratado como uma mulher. Esta é uma operação para alterar o sexo e a pessoa que a faz é chamada de transexual. Talvez você tenha lido no jornal sobre pessoas que fizeram tais operações; elas possuem um sentimento extremamente forte de que pertencem ao outro sexo, de que nasceram no corpo errado. Por isso desejam mudar.

Eu tive uma ereção ao ficar junto de um menino. Isto quer dizer que eu sou homossexual?
Talvez, mas não necessariamente. Um menino pode se sentir atraído por outro menino de vez em quando, do mesmo modo que por uma menina. As meninas também podem admirar, amar e ficarem excitadas com meninos, mas também com meninas. Aqueles que se consideram homossexuais geralmente têm uma preferência muito evidente por outras pessoas do mesmo sexo.

O que é sodomia?
Sodomia é o termo técnico para uma relação anal. Muitas pessoas, hetero ou homossexuais têm este tipo de relações, que é a introdução do pênis no ânus.

Os homens homossexuais são sempre efeminados?
Não. Assim como os heterossexuais, eles poderão ser dos mais variados tipos, tendo profissões como jogadores de futebol, artistas, motoristas de caminhão, músicos e policiais. As mulheres homossexuais ou lésbicas, também não são diferentes de outras mulheres, podendo preferir se vestir e agir de uma forma "feminina" ou de uma maneira mais discreta.

Como alguns homossexuais são casados?
Provavelmente muitas poucas pessoas exclusivamente homossexuais se casam. É mais provável que sejam bissexuais, ou seja,

interessados em ambos os sexos. Estas pessoas freqüentemente se casam a fim de terem filhos. Já que nossa sociedade é muito agressiva para com os bissexuais ou homossexuais declarados, muitos preferem aparentar uma vida "normal". Mas é lógico que manter uma parte tão importante da própria vida em segredo é algo extremamente difícil.

Se uma criança for criada por homossexuais, ela também será homossexual?

Geralmente não. Existe a mesma possibilidade de uma criança vir a ser homossexual tendo ou não pais homossexuais.

O que é um homossexual "assumido"?

Muitos homossexuais acham que devem esconder a maneira que vivem e o amor que sentem por algumas pessoas, já que a sociedade é tão agressiva com eles. Mas isto os faz sentir que estão escondendo uma parte muito importante de si próprios, porque amar alguém é algo muito importante em nossa vida. Assim eles poderão decidir que, não importa o que alguns fanáticos ou intolerantes possam fazer, querem ter uma posição honesta frente ao mundo, começando por dizer: "Eu sou um(a) homossexual". E isto é "assumir" a si próprio.

O que é vasectomia?

É a esterilização do homem, a versão masculina para a ligadura das trompas na mulher. O médico retira um pequeno pedaço do ducto deferente em ambos os lados. Eles são dois tubinhos por onde passam os espermatozóides fabricados nos testículos. As quatro aberturas que se formam pelo corte nos dois tubos são queimadas com uma pequena corrente elétrica ou fechadas por algum outro método. Isto impede que os espermatozóides cheguem ao fluido seminal, e o homem não será mais capaz de deixar uma mulher grávida. A operação é simples e não dói. Os testículos continuam a produzir espermatozóides mas eles são absorvidos pelo próprio corpo do homem e desaparecem.

A esterilização do homem não diminui nem afeta o prazer sexual. O esperma continua o mesmo visto a olho nu, e tanto o impulso sexual como a ejaculação continuam iguais.

O que significa "ligar as trompas"?

É a esterilização feminina, que corresponde à vasectomia no homem. As trompas de Falópio são cortadas ou bloqueadas por meio de uma cirurgia, e nenhum óvulo poderá mais atingir o útero ou ser fertilizado por um espermatozóide. Geralmente não é possível religar as trompas, portanto, antes de se submeter à cirurgia a mulher deverá estar certa de que não quer mais nenhum outro filho para o resto de sua vida. A esterilização feminina não afeta o prazer nem diminui o impulso sexual.

SOBRE OS AUTORES

A Dra. Mary Steichen Calderone é ex-diretora médica da Planned Parenthood Federation of America. Ajudou a fundar e presidiu o SIECUS (Conselho de Educação e Informação Sexual dos Estados Unidos) de 1964 a 1982, sendo agora professora adjunta na Universidade de New York no Programa de Sexualidade Humana do Departamento de Educação Sanitária. É membro fundador do Colégio Americano de Sexologistas.

O Dr. James W. Ramey é um cientista comportamental especializado em pesquisas biomédicas, e também membro fundador do Colégio Americano de Sexologistas. Escreveu muitos artigos e diversos livros, incluindo o "Intimate Friendships" e o "Television in Medical Education and Research". É diretor executivo do Instituto para o Aperfeiçoamento da Comunicação Médica, Senior Research Associate, Centro de Pesquisas Políticas e professor convidado da Escola de Medicina Bowman Gray. Atualmente dedica seu tempo a escrever.

impresso na
**press grafic
editora e gráfica ltda.**
Rua Barra do Tibagi, 444
Bom Retiro – CEP 01128-000
Tels.: (011) 221-8317 – (011) 221-0140
Fax: (011) 223-9767

------- dobre aqui -------

> ISR 40-2146/83
> UP AC CENTRAL
> DR/São Paulo

CARTA RESPOSTA
NÃO É NECESSÁRIO SELAR

O selo será pago por

summus editorial

05999-999 São Paulo-SP

------- dobre aqui -------

summus editorial
CADASTRO PARA MALA-DIRETA

Recorte ou reproduza esta ficha de cadastro, envie completamente preenchida por correio ou fax, e receba informações atualizadas sobre nossos livros.

Nome: _____ Empresa: _____
Endereço: ☐ Res. ☐ Coml. _____ Bairro: _____
CEP: _____ - _____ Cidade: _____ Estado: _____ Tel.: ( ) _____
Fax: ( ) _____ E-mail: _____
Profissão: _____ Professor? ☐ Sim ☐ Não Disciplina: _____ Data de nascimento: _____

1: Você compra livros:
☐ Livrarias ☐ Feiras
☐ Telefone ☐ Correios
☐ Internet ☐ Outros. Especificar: _____

2. Onde você comprou este livro? _____

3. Você busca informações para adquirir livros:
☐ Jornais ☐ Amigos
☐ Revistas ☐ Internet
☐ Professores ☐ Outros. Especificar: _____

4. Áreas de interesse:
☐ Educação ☐ Administração, RH
☐ Psicologia ☐ Comunicação
☐ Corpo, Movimento, Saúde ☐ Literatura, Poesia, Ensaios
☐ Comportamento ☐ Viagens, Hobby, Lazer
☐ PNL (Programação Neurolingüística)

5. Nestas áreas, alguma sugestão para novos títulos? _____

6. Gostaria de receber o catálogo da editora? ☐ Sim ☐ Não

7. Gostaria de receber o Informativo Summus? ☐ Sim ☐ Não

Indique um amigo que gostaria de receber a nossa mala-direta

Nome: _____ Empresa: _____
Endereço: ☐ Res. ☐ Coml. _____ Bairro: _____
CEP: _____ - _____ Cidade: _____ Estado: _____ Tel.: ( ) _____
Fax: ( ) _____ E-mail: _____
Profissão: _____ Professor? ☐ Sim ☐ Não Disciplina: _____ Data de nascimento: _____

summus editorial
Rua Itapicuru, 613 – cj. 72 05006-000 São Paulo - SP Brasil Tel.: (11) 3865 9890 Fax: (11) 3872 7476
Internet: http://www.summus.com.br e-mail: summus@summus.com.br